内分泌代谢健康宝典

总策划　曲　伸
主　编　林紫薇　盛春君
副主编　盛　辉　李　虹
　　　　张曼娜　程晓芸　王　璐

上海科学普及出版社

图书在版编目（CIP）数据

内分泌代谢健康宝典／林紫薇，盛春君主编．—上海：上海科学普及出版社，2018

ISBN 978-7-5427-7204-6

Ⅰ．①内…　Ⅱ．①林…　②盛…　Ⅲ．①内分泌病－诊疗　②代谢病－诊疗　Ⅳ．①R58

中国版本图书馆CIP数据核字（2018）第099960号

责任编辑　林晓峰
特约编辑　侍　茹

内分泌代谢健康宝典
林紫薇　盛春君　主　编
上海科学普及出版社出版发行
（上海中山北路832号　邮政编码 200070）
http://www.pspsh.com

各地新华书店经销　上海铁路印刷有限公司印刷
开本 890×1240　1/32　印张 11　插页 6　字数 200000
2018年7月第1版　2018年7月第1次印刷

ISBN 978-7-5427-7204-6　定价：30.00元

编委会

前　言

从医三十余载，从未像今天这样感到无助、无奈和揪心。

几十年间，许多内分泌代谢问题如糖尿病、肥胖症、甲状腺疾病等，从零零星星发病，发展成为今天无处不在的慢性流行性疾病，且愈演愈烈。人们对一些健康常识众说纷纭，存在着许多认知误区或欠缺。

几十年间，糖尿病发病率从 1% ～ 2% 上升到超过 11%，且越来越年轻化；再过 10 年，中国居民的肥胖症发生率和肥胖人数将占据全球首位，儿童肥胖症也将成为严峻的社会问题；脂肪肝已经是肥胖的同义词和糖尿病的“后备军”，但仍未被足够重视；甲状腺疾病层出不穷，治疗方案众说纷纭；骨质疏松症正悄无声息地影响着老年人的生活质量和寿命；多囊卵巢综合征、不孕不育也成为年轻女性的常见疾病，对于究竟是妇科问题还是内分泌问题仍存争议；男女更年期已成为无法回避的话题，甚至影响到家庭幸福，这些疾病每时每刻都发生在我们身边。

与其他疾病相比，内分泌代谢疾病的发生与生活方式、社会发展、生存环境密切相关，完全可以通过科学健康知识普及、良好的生活习惯和及时诊疗来预防和减少疾病的发生。早期发现和科学治疗可以明显提高疗效，减少相应并发症的发生，改善预后。掌握与熟悉防病治病的科学常识，可以避免偏听偏信，防止延误治疗、过度治疗等导致的危害，避免沉重的医疗负担对家庭和社会带来的不良影响，提高生活质量。

针对当前公众对健康认知的现状，使我们意识到健康教育的重要意义，肩负专业医务工作者的使命与社会责任，我们应该做出努力！同济大学附属第十人民医院代谢病中心医护团队本着治病救人、预防为主的初心，精心撰写了这本通俗易懂、全面细致的科普书籍，深入浅出地介绍了常见代谢性疾病与内分泌学知识，期望为广大民众提供防病治病的正确理念，为实现全民健康贡献自己的一份力量！

国家标准化代谢性疾病管理中心（十院）主任

上海市甲状腺疾病研究中心执行主任

同济大学医学院甲状腺疾病研究所所长

同济大学附属第十人民医院内分泌与代谢病科

主任、教授

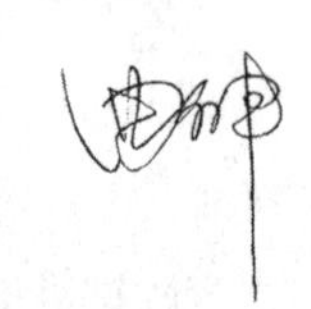

2018 年 3 月 10 日

目 录

第三章　肥胖症

内分泌科都看些什么病

很多人不清楚内分泌科都看些什么病，这里给大家做个科普。

糖尿病　这是内分泌科最常见的疾病。

甲状腺疾病　包括所有和甲状腺功能、形态相关的疾病，如甲状腺功能亢进（甲亢）、甲状腺功能减退（甲减）、甲状腺结节、甲状腺肿大等。

骨代谢疾病　最常见的就是骨质疏松症，还包括其他不明原因的骨痛、畸形。有些疾病比较隐匿，可能以听力渐退、头痛等为主要症状。

生殖系统疾病　女性月经不调、排卵障碍、男性/女性更年期状态、男性乳腺发育、第二性征发育不良、假两性畸形、不孕不育等。

肥胖症　肥胖不仅是外观形体上“不好看”，更是一种严重威胁健康的疾病，必须进行处理和干预。

垂体疾病　表现多样，如身高异常增高、手足过大、皮肤油腻、视野缺损等。凡是进行过头部、颈部放射治疗的都必须进行内分泌科随访，警惕放射线对腺体的损伤。

肾上腺疾病　异常肥胖、难治性高血压、生殖器发育异常等，均有可能为肾上腺疾病。

电解质异常紊乱　严重的低钾、低钠、低钙、高钙，不明原因反复结石等。

儿童不良生长、发育　矮小、早熟、肥胖、无月经等。

其　他　凡是进行过内分泌腺体手术，如甲状腺切除、肾上腺切除，均需长期内分泌科随访，监测激素水平。

第一章　糖尿病

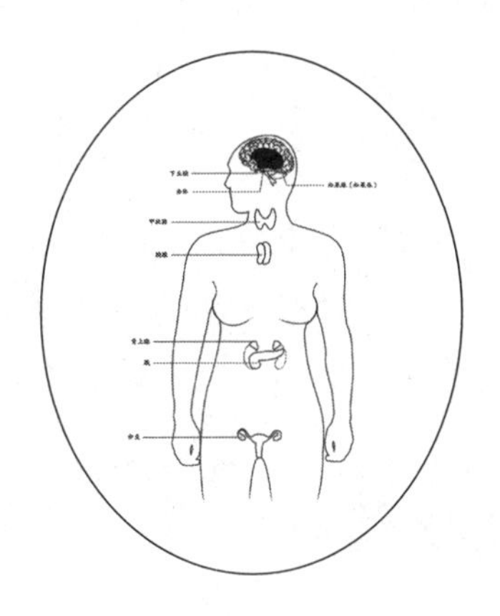

来自大明朝的启示——糖尿病、肥胖与遗传及环境

明朝共有16位皇帝，平均寿命约43岁。最长的是开国皇帝朱元璋71岁，其次是永乐皇帝朱棣65岁，再其次是嘉靖皇帝60岁和万历皇帝58岁，余下的40～50岁2人，30～40岁8人（一半皇帝），20～30岁2人。所有年龄以虚岁记。相比唐朝皇帝平均46岁、宋朝46岁、清朝52岁，明朝皇帝的寿命普遍偏低。

为何明朝皇帝寿命普遍偏低？从明朝皇帝的寿命可以发现这样的特点，寿命最长的恰恰是生活条件最为艰苦、工作环境最为恶劣的两位开国皇帝。

朱元璋幼时家境贫寒，寄养于寺庙，靠讨饭为生，有几次差点被饿死。永乐皇帝早年跟随父亲南征北战，风餐露宿，也是十分辛苦。但后来的皇帝生活优越，反倒寿命缩短。用现代医学观点分析，明朝皇帝家族可能存在糖尿病或肥胖基因，在食物、能量富足的条件下更容易出现代谢紊乱，而在能量不足的条件下，因被动控制饮食限制了体重的增长，反倒延长了寿命。

据史料记载，朱棣的儿子仁宗皇帝身材肥胖，不能骑马射箭，甚至走路都需要搀扶；万历皇帝也是一位“极胖”的皇帝，行动不便，从24岁起就因“健康原因”连续28年不上朝。万历皇帝有“腿疾”和“眼疾”，是否可以推测为“糖尿病下肢血管病变”和“糖尿病视网膜病变”呢？非常值得存疑。

另外，明朝皇帝的子嗣单薄，又多夭折。患糖尿病或肥胖的男性生育能力下降已得到现代医学的证实。从这一点看，似乎也可以得到印证。

2 型糖尿病和肥胖都是遗传及环境共同作用的结果。糖尿病双亲的后代 70% ～ 80% 患病，而肥胖双亲后代的肥胖概率也超过 50%。

我国糖尿病患者数在最近二三十年迅速增加，说明环境对发病的巨大影响。生活条件改善、食物极大丰富、能量过剩，造成肥胖和糖尿病患者迅速增加。

有糖尿病或肥胖家族史并非后代一定患病。历史的启示也证实（如朱元璋、朱棣），有效的生活方式管理，可以大大规避患病风险，达到正常预期寿命。如果后续的明朝皇帝能够做到这一点，寿命就不至于如此之短了。

由于糖尿病和肥胖的遗传性，现代医学更推荐对高危人群进行早期筛查和干预。通俗地讲，如果一个家族中有一人被查出糖尿病，其他成员均应筛查。同样，有一人肥胖，其他成员也要对自身健康状态进行评估。只有这样，才能在享受现代社会美好生活的同时，远离疾病，健康生活。

糖尿病为什么可怕

很多糖尿病患者认为，糖尿病就是血糖高点，不痛不痒，没什么了不起。如果你也这样认为就错了。长期的高血糖会使大血管、微血管及神经受损，危害到心、脑、肾、血管、神经系统、眼、足等重要器官，后果不堪设想！

心脑血管病变

糖尿病并发症最主要的死亡原因。糖尿病患者心血管疾病风险较普通人高 2 ～ 4 倍，约 75% 的糖尿病患者死于心血管事件，约 50% 的脑梗死由糖尿病发展而来。当出现以下症状时，应积极就诊：

⑴发作性头痛、头晕。

⑵胸闷憋气，活动后心慌、出汗、胸痛。

⑶智力下降、记忆力差、反应迟钝、失语、口角歪斜、偏侧肢体功能障碍。

此外，在控制血糖的同时，应同时控制好血压、血脂等各种心脑血管疾病的高危因素。

糖尿病肾病

糖尿病最严重的慢性并发症之一，是终末期肾病的首要原因。在我国约 30% 的透析患者是由糖尿病患者发展而来。然而对于糖尿病肾病早期病变（仅有微量蛋白尿）的患者，是有机会控制甚至逆转的，在血糖控制良好的情况下合并使用血管紧张素转换酶抑制剂（如福辛普利、卡托普利等），血管紧张素受体拮抗剂（如缬沙坦、氯沙坦、奥美沙坦等）类药物，可减少尿白蛋白排泄量。

糖尿病视网膜病变

糖尿病最常见的慢性并发症之一。早期视网膜病变前兆不明显，晚期可出现视网膜出血、视网膜脱落，最终导致失明。糖尿病所致眼病已经成为四大主要致盲疾病之一，糖尿病患者的失明发生率是普通人的 25 倍。若患病超过 5 年以上者，应主动到医院进行眼底检查。当出现下列症状时也应尽快找医生，以赢得最佳治疗时机：

⑴视力减退，特别是夜间视力下降明显，或近视程度加重。

⑵视物模糊、有闪光感，看东西出现重影。

⑶上睑下垂，眼球运动受阻。

⑷眼前有块状阴影漂浮。

⑸视野范围较以前明显缩小。

糖尿病神经病变

包括周围神经病变和内脏神经病变。为影响最广泛、最复杂的并发症，涉及全身各部位，表现各不相同。其中最常见的为感觉神经病变：

⑴感觉减退　早期患者可无明显症状，但随着病情的进展，患者开始感到肢体末端麻木，似戴手套、袜套样感觉。

⑵感觉异常　肢体出现蚁走感或针刺感，似火烧、火烤或刀割，但实际上皮肤完好无损。

⑶感觉消失　对冷、热、痛等刺激毫无知觉。内脏神经病变多表现为胃肠道功能失调，出现顽固性、间歇性的腹泻与便秘，以及腹胀、恶心、呕吐，严重者甚至无法进食。这类并发症一般起病隐匿、病程长，患者常常合并有严重的心理负担，给有效治疗带来一定难度。

糖尿病足

因糖尿病血管、神经病变和感染等因素所致，是糖尿病最麻烦的并发症，尤其是有肢端严重感染及坏疽的患者，多需要高位截肢才能保全生命。每年我国因糖尿病并发症导致的截肢超过 100 万例。糖尿病足早期的症状比较明显，如出现下列情况时，一定要及时就诊：

⑴脚趾甲变形、增厚，足部冷凉、水肿、麻木、疼痛、脚踩棉絮感。

⑵足部破溃经久不愈。

⑶走路时间稍长便会有下肢疼痛等。

及时就医的同时，每天坚持小腿和足部运动半小时左右，以改善下肢血液循环；每晚睡前用温水（注意温度不能过高，避免足部皮肤烫伤）泡脚，并检查外表有无红肿、破溃等异样表现。

糖尿病酮症酸中毒及非酮症高渗性昏迷

糖尿病严重的急性并发症，一旦发生，死亡率很高。常见的诱因有感染、胰岛素不恰当减量或中断治疗、饮食不当、胃肠疾病、脑卒中、心肌梗死、创伤、手术、妊娠、分娩、精神刺激等。患者原有的多尿、口渴、多饮症状加剧，血糖波动或升高明显，常伴有恶心、呕吐、头痛、腹痛等或脱水症状。一旦高度怀疑，患者须立即去医院诊治。

糖尿病不可怕，可怕的是并发症。以上这些都是血糖控制不佳所导致的结果，并且这些结果一旦发生常常很难挽回。要想不出现严重并发症，早期、良好的血糖管理就是关键。因此，一旦发现血糖升高应该尽早就医，定期随访检查，及早正规治疗，不要等到并发症出现而后悔终身。

糖尿病患者应该具备的“四大好习惯”

加强学习

糖尿病不仅是医生的事情，更是患者自己的事情。通过看病、与医生沟通，患者可以学到很多糖尿病知识。除此之外，还要抓住各种机会学习，比如阅读正规的科普书籍、网络科普知识，以及从经验丰富的病友等渠道获得糖尿病的防治知识。可以说，对糖尿病了解越多，血糖才能控制得越好。

选择相对固定的医生

糖尿病是终身性疾病，需要终身与医生打交道。因此，选择一个相对固定的医生对于患者长期诊治的益处显而易见。患者和医生相对熟悉，沟通更顺畅，医生了解患者的特点，用药也更有把握。久而久之，医生和患者很多成为了朋友。

而有的患者随机就诊，今天去这家医院，明天去那家医院，医生必然要每次详细问诊，很多患者不理解，反倒造成误解和麻烦。

学会与医生沟通

很多患者就诊，不能清楚明确地讲述自己的病情，不能将自己面临的问题准确地反映给医生，更有甚者认为我不说医生就应该知道，这些都是不对的，最后影响的是患者自己的诊疗质量。患者首先要了解自己的病情：何时患病、服用哪种药物、各种指标如何等。如果要达到这样的程度，就需要患者做到加强学习。否则，医生和患者就很难沟通，医生的话你不能理解甚至理解偏差，问题就不能得到很好的解决。

学会整理自己的病史资料

糖尿病是终身性疾病，患者不同时期所做的化验单、检查及住院资料都代表着疾病的发展和转归，这些资料对于分析患者的疾病特点都至关重要。很多患者检查完之后不注意将资料整理收集，自己又不能很清楚地说出检查的结果，那么医生就很难判断患者疾病的发展情况。定期检查，并整理好自己的化验单，了解、掌握自己化验单的意义，这样在就诊时才能够和医生很好地沟通，才能得到医生更好的指导。

糖尿病患者的“七大误区”

误区一　选贵药

经常听患者跟医生讲，“一定要给我用最好、最贵的药治疗。”目前治疗糖尿病药物分 5 ～ 7 大类，不同种类的药物适合不同人群。选择用药一般根据患者年龄、病情、糖化血红蛋白、胰岛功能、肝肾功能、是否肥胖等多种因素决定。价格高不见得适合你。

误区二　坚持一种方案

这类患者很听话，非常遵守医生处方。连续几年一直使用一个方案，比如5年前使用胰岛素，至今仍在使用，这不一定正确。治疗方案需要根据病情不断调整，好比穿衣服，冬天穿棉袄，夏天穿短袖。医生当时给你的治疗方案是根据当时的情况制定的，有些患者只需打半年胰岛素，长期使用反倒会增加体重，不利于血糖控制。

误区三　家人代劳看病

很多家属对患者照顾得无微不至，代替他来开药，把药片都剥好，一粒粒放在药盒里，而患者倒是长期不与医生接触。这样做的弊端显而易见，疾病是患者自己的事情，必须要他本人掌握一些糖尿病知识，了解自己的病情，知道自己服的什么药，如何向医生反映病情和沟通等。由家人代劳看病，会让患者失去主动性，被动地接受安排。好比一个小孩子，你为他提供的条件非常好，但他自己不喜欢学习，成绩也很难提高。

误区四　只开药不要做检查

很多患者认为只有开了药才是“看病”，检查做得越少越好。其实，糖尿病患者更需要细致的检查，了解并发症的发展情况，及时调整用药方案。没有细致的检查，治疗就没有方向或只能盲目的用药。

误区五　悲观态度

很多糖尿病患者说：“糖尿病反正是治不好的，我就不吃药好了。”糖尿病虽然不能治愈但可以控制。好比一个猛兽你不能杀了它，也不能改造它不伤人，但可以把它关起来，只要不放出去就不会有问题。

误区六　过分控制饮食

很多糖尿病患者认为，糖尿病就是什么都不能吃。这种观点是非常错误的。糖尿病并不能只依靠控制饮食来治疗，我们要求患者“控制饮食”是指“不该吃的不要吃”，而“该吃的，一定要吃”。一天三餐，必要的糖类、蛋白质、脂肪、微量元素都要吃。长期不吃会造成营养不良、体质下降。至于该怎么吃，要根据个人情况，在医生的指导下合理地吃，这样才有利于血糖控制，有利于健康。

误区七　拒绝早期用药

很多患者最初发现糖尿病时血糖并不高，因此非常忌讳服药，认为吃了药就断不了了，要吃一辈子了。这种观点非常错误。早期糖尿病、糖尿病前期，血糖仅有轻微升高时给予积极干预，可以仅用最小剂量、最少数量的药物来控制，甚至可以逆转糖尿病前期，使之不发展成为糖尿病。可以说，“轻微的糖尿病”是治疗的“黄金期”，错过了，只会放任血糖慢慢升高，达到患者认为“可以吃药”的程度。

总之，良好的血糖控制会大大延缓和减轻并发症，使得糖尿病患者可以和正常人一样的生活，并不影响寿命。早期服药和是否终身服药无关，终身服药是由疾病本身决定的，不是由服药早晚决定的。

体重，糖尿病患者的“风向标”

糖尿病的发生与体重有着密切的关系，超重和肥胖患者中2型糖尿病发病率比正常体重者高2～5倍。经常监测体重，防止超重和肥胖，则可以预防 38% 的糖尿病发生。

体重，健康的标志之一

正常人的能量代谢处于平衡状态时，体重一般不会发生急剧的变化。当短期内体重无诱因地持续降低或增长时就要注意了，很可能是内分泌或代谢失衡的标志：如短期内体重降低，可能是甲亢、糖尿病、结核或肿瘤引起的消耗过多所致；短期内体重增加，与过食、代谢降低等原因相关，如抑郁、下丘脑疾病引起的贪食症、甲状腺功能减退、胰岛素瘤等都会导致体重的增加。因此，在家中放个体重秤，经常测测体重，不失为自我保健的手段之一。

我们知道，中年以上的肥胖人群是2型糖尿病的高危人群，如果有家族史，且伴有血脂异常、高血压和脂肪肝等代谢异常疾病，要加倍注意，尤其对体重更应关注，尽量不要超重，更不要出现“将军肚 / 老板肚”这种腰围增加的现象。因为腰围增大比体重增加更加危险，是导致胰岛素抵抗、糖尿病的最大凶手之一。

既要重视体重，也要重视体形

体形的变化，代表一个人的生活方式是否规律和是否能坚持规律有效的运动。有一些人虽然比较丰满，但以皮下脂肪增多为主，腰围小于臀围，即我们常说的“梨型身材”，这类人群的代谢一般都比较正常，不必过于担心。而另一些人腰围超过臀围，内脏脂肪超过皮下脂肪，这就是我们常说的“苹果型身材”，这样的脂肪分布往往是代谢性疾病的高危因素。更有些人毫无诱因地出现体重快速增加，伴有颈部、腋下色素沉着，脸变圆、颈变粗、腹部紫纹、经常吃不饱、月经周期紊乱等，就更要引起注意了，高胰岛素血症、皮质醇增多症、黑棘皮病和多囊卵巢综合征往往发生在这些人群中，而血糖异常就会随之而来。

体重，衡量血糖控制好坏的指标

对于糖尿病患者来讲，体重也是衡量其血糖控制好坏和病情发展的重要指标。如果在治疗过程中体重仍然继续下降，就要注意是否饮食控制过度，或者血糖控制不理想，或者出现了其他的并发症和伴发疾病。过度控制饮食，不但对血糖控制不利，而且还会出现营养缺乏，抵抗力下降；血糖控制不稳定，则会导致体重的进一步下降。

是不是体重正常的人就万事大吉了？事实并非如此。正常人的体质指数（BMI）=[体重（千克）/身高（米）^{2}]在18.5～23.9。但是我国2型糖尿病患者的体质指数多在正常范围之内，这说明我们的糖尿病患者虽然体重正常，但易于出现代谢异常，这多是由于遗传、生活方式不良和缺乏运动所致。

因此，保持健康的生活方式，如合理膳食、适量运动和积极乐观向上的生活态度等，是预防糖尿病和防止糖尿病并发症发生的有效措施。

降糖勿忘降脂

治疗糖尿病并不是一个简单的降血糖过程，需要同时调控多项危险因素，强调多靶点综合治疗。

糖尿病常被称为“糖脂病”“糖胖病”和“糖心病”，说明糖尿病的发生和发展与多种不良因素密切相关，如在肥胖、脂肪肝、代谢综合征人群中糖尿病的发病率明显增高。在血脂异常患者中有一半以上的人群会出现糖代谢异常和（或）

伴发2型糖尿病，发生心脑血管疾病和心血管事件的概率也明显增多。

血脂异常会引起血中游离脂肪酸升高，进一步损伤胰岛B细胞功能，胰岛素分泌减少，并且对周围组织和血管内皮造成损伤，加重动脉硬化及冠心病。而胰岛细胞功能下降、炎性因子增多、血糖利用障碍，使降糖变得更为困难，并发症的控制更为不利。因此，对2型糖尿病患者的血脂异常要引起足够的重视，在血糖达标的同时也要求血脂达标，这样才能使血糖保持平稳，延缓并发症的发生、发展。

首　选

首选治疗方法是对患者进行饮食控制和生活方式的调整，养成良好的生活习惯，超重者减轻体重，这是最有效、最安全、最经济的治疗。但是对于多数程度较重、病程较长的患者，须选择合适的药物配合降脂。

分　类

在降脂治疗之前，要评价患者血脂异常的类型和其他组织如肾功能的情况，选择具有针对性和对血糖影响较小的药物。临床上常见的血脂异常有高三酰甘油（又名甘油三酯，TG，本书以甘油三酯称之）血症、高胆固醇（CHO）血症、高低密度脂蛋白胆固醇（LDL-C）血症和低高密度脂蛋白胆固醇（HDL-C）血症。糖尿病血脂异常的特征多是甘油三酯升高、高密度脂蛋白胆固醇降低、低密度脂蛋白胆固醇升高或正常，以及小而密极低密度脂蛋白胆固醇（SVLDL-C）升高。

选　药

糖尿病降脂药物的选择主要以他汀类药物（如阿托伐他汀、瑞舒伐他汀）和贝特类药物（如非诺贝特，商品名：力平之）为主，他汀类药物可降低胆固醇和低密度脂蛋白胆固醇，贝特类药物主要降低甘油三酯和升高高密度脂蛋白胆固醇。

对于2型糖尿病患者，降脂药物还具有一定的降脂之外的作用，包括降低微量白蛋白尿、减轻血管炎症、减少血管并发症，有时也可以用于血脂正常的2型糖尿病患者，达到延缓并发症发生和发展的目的。近期发表的研究也显示，贝特类调脂药物也具有减少糖尿病患者微血管并发症的功效。

常用的一些降糖药物，如二甲双胍、胰岛素增敏剂对于血脂的控制也有一定效果，尤其对于非酒精性脂肪肝及代谢综合征的患者会获得意想不到的效果。临床上用于降脂的药物还有胆酸螯合剂类、烟酸类药物，富含ω-3和ω-6的深海鱼油等都可以用于控制血脂。

值得一提的是，对高密度脂蛋白胆固醇偏低的患者（女性＜1.05毫摩/升，男性＜1.0毫摩/升），也不可掉以轻心。我们常把高密度脂蛋白胆固醇称为“长寿因子”，高密度脂蛋白胆固醇偏低是心血管事件和动脉粥样硬化的独立危险因素，必须加以纠正。现已证实，每天持续有氧运动（如快走、慢跑、游泳、骑车）可改善胰岛素敏感性，提高高密度脂蛋白胆固醇含量，应加以提倡。

脂肪肝：发生糖尿病的“直通车”

在关注糖尿病的同时，人们往往忽视了引起糖尿病的幕后帮凶——非酒精性脂肪肝（简称脂肪肝）。它既是引起糖尿病的原因之一，又是糖尿病发生发展和引起各种并发症的根基。

脂肪肝因发病原因不同，分为酒精性脂肪肝和非酒精性脂肪肝，但其引起的后果和危害是殊途同归。非酒精性脂肪肝指无过量饮酒史患者发生的肝脏甘油三酯的过度沉积，它与高甘油三酯血症、脂代谢障碍明显相关。在临床上有些患者不论有无高甘油三酯血症和肥胖都可以发现脂肪肝的存在，如不加以控制，脂肪肝会发展成为脂肪性肝炎和脂肪性肝硬化，并伴发糖尿病、心血管疾病。

我国现有非酒精性脂肪肝患者约9000万人，是糖尿病的“预备军”，其中50%的人可发展为糖尿病。目前认为，非酒精性脂肪肝还是代谢综合征的一个重要组分，与胰岛素抵抗有密切联系。脂肪肝的病变程度直接影响全身糖脂代谢紊乱的发生和发展，是2型糖尿病和心血管疾病的危险因素。可以说，脂肪肝的发生是胰岛素抵抗的信号，是发生糖尿病的“直通车”。

现在临床上发现的脂肪肝越来越多，并且呈年轻化、复杂化的趋势。甚至20岁左右的青年人就可检出脂肪肝，常常还伴有血脂异常、高血压、糖耐量异常以及肝酶升高，而这些往往与生活不规律、日夜与电脑相伴、饮食不科学等因素有关。

早期发现、早期控制是预防和治疗脂肪肝非常重要的手段。如果能够引起足够的重视，合理运动和改变生活方式就会使身体功能恢复正常。如果近期体重增加、饭后头昏、精力不集中、动则疲劳、腹部隐痛、饱胀不适，这些都是血脂异常和脂肪肝的临床征象。若体检发现肝酶升高，血脂、血糖异常，应及时进行肝脏B超检查，必要时进行CT、磁共振（MRI）及肝脏硬度数据超声检查，以便精确判定脂肪肝的严重程度、肝脂肪含量以及肝脏纤维化的程度。同时，应到有经验的专科进行全面检查，因为此时脂肪肝可能已伴有糖耐量异常，但在普通检查身体时很难发现，需要进行葡萄糖耐量试验和胰岛素分泌功能检查才能发现这些早期征象。在脂肪肝患者中，50%的患者伴有高胰岛素血症和糖尿病前期表现，若能早期引起重视，有60%～80%的患者可以从危险的边缘被挽救回来，免受糖尿病及心血管疾病的困扰，从而享受正常的生活。

“糖友”运动有原则

生活方式干预是糖尿病治疗的基础，在此基础上的药物治疗才能真正发挥作用。在生活方式干预中，运动起着非常重要的作用。适当的运动能改善血糖和其他代谢，增强对外界的反应能力，提高药物疗效，提高生存质量，延缓并发症的发生和延长寿命。不恰当的运动却会导致低血糖的发生、组织器官的负荷加重和损伤，加重并发症如关节病变和心脑血管意外的发生，因此，必须把运动作为正规的治疗方法，且要遵循科学的原则。

那么，糖尿病患者运动时要遵循哪些原则呢？

安全性

避免因不恰当的运动方式或强度过大造成的不良事件。由于糖尿病患者多合并相关并发症，如心血管疾病、高血压、外周神经病变、糖尿病性视网膜病变等，保证运动的安全性尤为重要。如果有以下情况，不能进行运动治疗：①糖尿病酮症酸中毒；②严重心脑血管疾病；③合并急性感染；④空腹运动。

糖尿病患者胰岛分泌功能异常，对低血糖的反应性差，因此要避免空腹运动造成意外。血糖过高时，应把血糖降低到适当范围，防止急慢性并发症的发生和加重组织器官的负担。此外，糖尿病患者运动前要有准备活动，运动后要适度放松，防止运动转换过快对身体造成损伤，以保证运动过程的安全性。

科学性

运动必须讲究科学，有氧匀速放松的运动辅以适当的耐力运动是最合理的运动方式，提倡进行中低强度的运动。最好每天锻炼，且运动间隔时间不宜超过 3 天，每周至少进行 150 分钟的中等强度有氧运动。中低强度的有氧运动可选择散步、慢跑、骑自行车、游泳以及有氧体操，如医疗体操、健身操、木兰拳、太极拳等，还可以选择娱乐性球类活动，如乒乓球、保龄球、羽毛球等。耐力运动选择负重、拉伸和哑铃等危险性较小、难度不大的抗阻训练为好。

个体化

根据糖尿病患者的病情、严重程度、并发症等糖尿病本身的特征，综合考虑患者的年龄、个人条件、社会家庭状况、运动环境等多种因素，进而制定合适的运动方案。应在专业人员（康复医师、糖尿病专科医师、运动治疗师等）的指导下，依据血糖控制、体能、用药和并发症不同，有选择性地制定运动方案，如下肢运动不便的患者多选择上肢运动，行走不便的患者可选择水中运动，卧床不起的患者可选择意念性运动等。有时间的老人可选择集体运动和定时运动，无时间的年轻人可选择办公室健身和上下班健身。

运动监测

运动方案制定后，还要对运动过程进行监测，才能评价运动的有效性和安全性。可以对运动实施的具体情况进行记录，包括每天或每周的运动训练频率、运动方式、总的训练时间和达到目标心率的持续时间。还要监测运动前后的血压、心率、血糖等，并对运动后的自我疲劳感觉、睡眠和精神状态及工作效率等进行评估。最佳的运动强度是运动后血糖改善、心情愉快、睡眠正常、无疲劳感。

防止危急事件

对于糖尿病患者来说，在运动过程中最需要注意的是防止危急事件的发生。运动中最容易出现的问题是运动损伤、糖尿病并发症加重和低血糖。如果出现心慌、手抖、出冷汗，则提示低血糖发生，应立即进食碳水化合物。因此，糖尿病患者运动时应随身携带巧克力等小零食。如果出现糖尿病并发症加重，应立即停止运动，根据不同并发症做相应的处理。对于有较严重基础疾病的糖尿病患者，应该在家人或其他糖友的陪同下进行运动。

"四句话"——"糖友"学会该怎么吃

饮食控制是糖尿病治疗的基础。目前市场上有很多关于糖尿病饮食的书籍和资料，但糖尿病患者看完还是不能理解。这里，我们用最通俗的语言把糖尿病需要注意的饮食管理归纳为四句话：

吃干不吃稀

我们主张糖尿病患者尽量吃"干"的，比如馒头、米饭、饼，而不要吃面糊糊、粥、泡饭、面片汤、面条等。有的患者错误做法是：不吃白米粥，而吃杂粮粥。我们强调的是"粥"，而不是粗粮细粮。道理就是越稀的饮食经过烹饪的时间越长，食物越软越烂，意味着越好消化，则升糖越快。

吃硬不吃软

同样是“干”的，我们更推荐“硬一点”而不是“软一点”。道理与上面相同。

吃绿不吃红

食物品种太多，很多患者不能确定哪个该吃，哪个不该吃。一般绿色的，多是含有叶绿素的植物，如青菜。而红色的含糖相对较高，不宜食用。如吃同样重量的黄瓜和西红柿，西红柿明显升糖。所以，在不能确定的情况下，“绿色”的一般比较保险。

定时定量和化整为零

“定时定量”是指正餐。正常人推荐一日三餐，规律进食，粗细搭配，每顿饭进食量基本保持平稳。这样做的目的是为了与降糖药更好匹配，不至于出现血糖忽高忽低的状况。“化整为零”是指零食。在血糖控制良好的情况下，允许患者吃水果以补充维生素。但吃法与正常人不同，一般不要饭后立即进食，可以选择饭后 2 小时食用水果。吃的时候将水果分餐，如一个苹果分 2 ～ 4 次吃完，而不要一次吃完。分餐次数越多，对血糖影响越小。

上面四句话大家如果能够掌握，严格执行，饮食基本不会出大错误。经过长期的体会和琢磨，相信每个人都会建立起适合自己的一套食谱。

吃什么可以降血糖

每天都有大量的糖尿病病友来问“可以吃什么”“如何食疗”，也有些病友通过网络获取了一些所谓“替代性”治疗的信息，但其中真假难辨。其实越来越多的研究发现，某些自然食物确实能够改善糖尿病症状，其作用机制主要体现在几个方面：①促进体内胰岛素分泌；②增加胰岛素敏感性，协同降糖；③减少碳水化合物的吸收。

下面我们就介绍几种目前国内外比较公认的具有上述作用的食材，而这些食材已经写入了最新版的《牛津内分泌及糖尿病手册》。当然，食疗永远无法替代药物治疗。

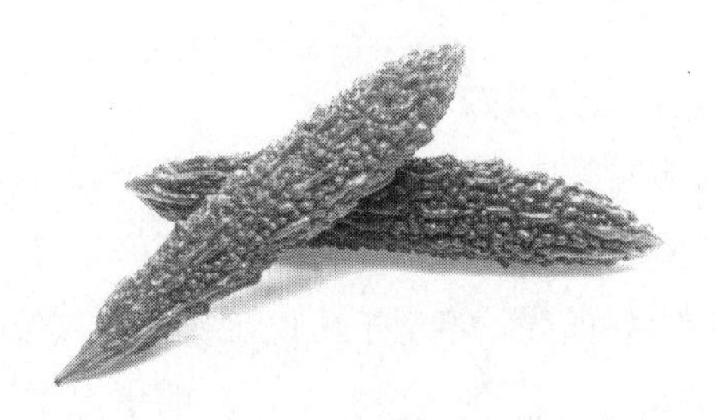

苦　瓜　苦瓜汁具有一定的抗氧化、降血糖的作用，能够促进体内胰岛素分泌，苦瓜榨汁或者直接烧菜食用均可获益。目前已经从苦瓜汁中分离获得一种多肽，其药理作用有待进一步研究。

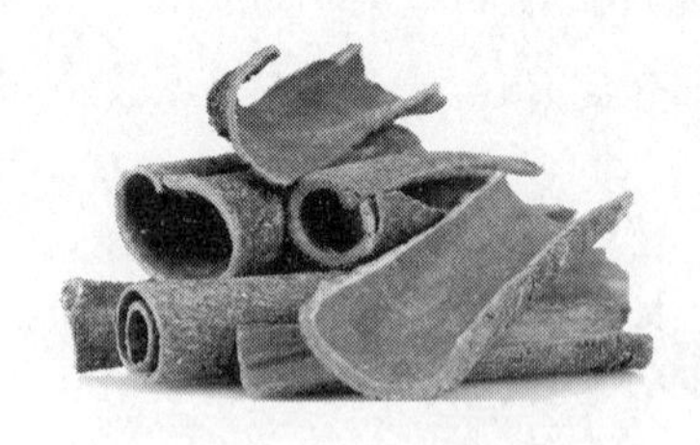

桂　皮　桂皮可以增加胰岛素敏感性，研究发现食用桂皮可以在一定程度上降低空腹血糖水平。

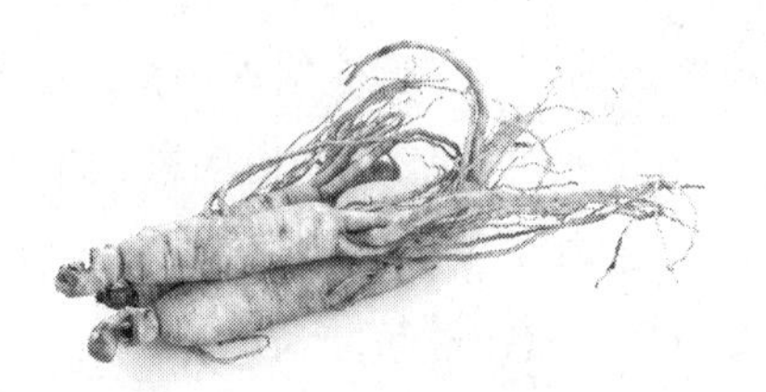

人　参　人参中的人参皂苷可以增加胰岛素敏感性，但是其效力和安全性目前还没有更加可靠的数据。

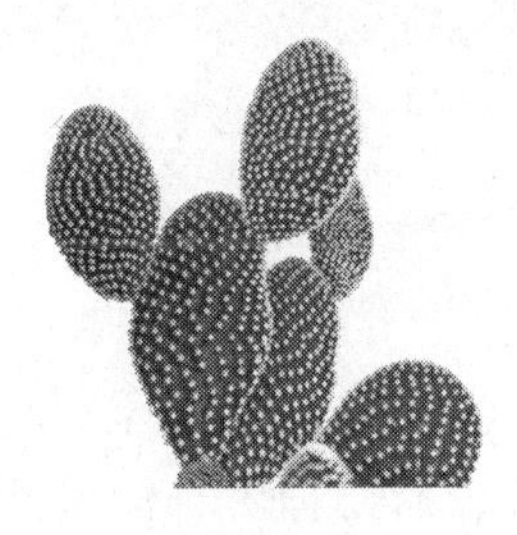

仙人掌　这里说的仙人掌指的是“刺梨仙人掌”，产于墨西哥和澳大利亚。在墨西哥，仙人掌是家常食材。国内市场上可以买到的“食用仙人掌”也是从墨西哥引进种植的。中国医学科学院药用植物研究所药学研究报告中指出“国内引种的墨西哥仙人掌品种有一定的降血糖和较明显的降低血胆固醇、甘油三酯的作用”，而且其组织中独有的抱壁莲、角蒂仙、玉芙蓉等成分还可增强人体免疫力。

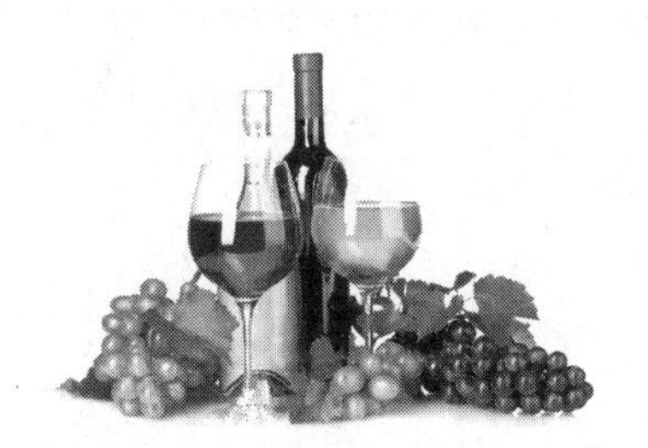

葡萄酒　葡萄酒中含有的白藜芦醇能够促进糖脂代谢。根据世界卫生组织的调查，尽管法国人偏爱奶酪等高脂肪食物，但冠心病发病率和死亡率低于其他西方国家，其原因可能是与法国人常饮用含白藜芦醇的葡萄酒有关。葡萄皮中也有较高含量的白藜芦醇，食用亦可获益。

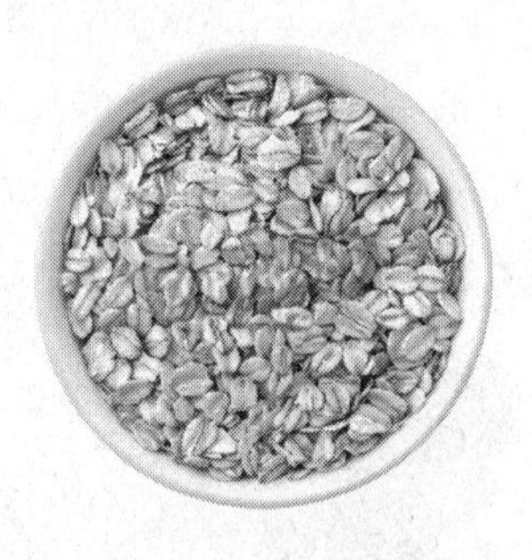

燕麦麸皮　含有较高含量的不溶性膳食纤维，可以减少碳水化合物吸收，降低餐后血糖。目前市面上国产的燕麦麸皮种类较多，请勿食用添加过任何糖类的燕麦麸皮。

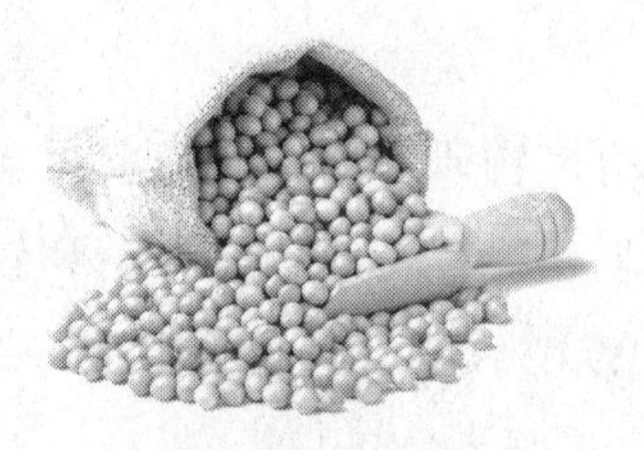

大　豆　大豆含有大量的可溶性及不可溶性膳食纤维，可以改善胰岛素抵抗，改善血脂。建议大家食用原磨豆浆，不要食用加糖或者二次加工过的豆浆。

端午必吃的粽子，你真的可以吃吗

端午节作为中国传统节日，粽子是端午的特定美食。到了端午佳节，家家户户粽子飘香，不论是自己动手做或是亲戚朋友互相之间你来我往，甜的咸的粽子总是端午节必不可少的传统风味。但是每每端午节过后，医院急诊室的糖尿病患者数量骤增，甚至发生酮症酸中毒的人不在少数。不少糖友会问，我只吃了小小的一个粽子，怎么会差点要了我的命呢？

那么，我们就来聊一聊粽子与糖尿病的那些事。

粽子虽美味，“糖友”不要贪吃哦！粽子的主要材料是糯米，糯米的碳水化合物含量较高，与大米相比它不易消化，不适合糖尿病患者食用，尤其是血糖控制不佳的时候。粽子虽看着不大，但事实上一个粽子含有1碗到1碗半的米量，这其中的含糖量对于糖尿病患者来说是不容小觑的。糯米是高血糖生成指数食物（血糖生成指数 GI ＞ 70），食用后会引起血糖明显升高，糖尿病患者应尽量避免食用。食物的黏度也会影响血糖。随着粽子煮的时间越久，糯米黏度越高，食用后在体内分解为葡萄糖的速度越快，加快了血糖的升高。

甜粽的内馅常常是含糖量很高的红枣、豆沙等，食用的时候通常还会加糖，不加节制多吃就容易引起糖尿病患者血糖迅速上升，从而加重病情。

肉粽中的猪肉所含有的脂肪、饱和脂肪酸、胆固醇都偏高，容易导致血糖、血脂升高。

很多人在端午节期间习惯性地把粽子当作主食，有的因为粽子太多吃不完就索性顿顿拿粽子当饭吃，结果导致血糖骤然升高。所以糖尿病患者即便食用也必须控制好量，不要用粽子替代正餐的主食，饭后少许浅尝辄止。如果吃粽子，建议适当减少当餐主食量以免过量；食用粽子以一天不超过1个为宜。糖尿病患者千万不要贪一时口腹之欲而不加节制，最后不得不在医院的急诊室过节哦！

咖啡，你喝对了吗

咖啡浓醇的香气，回味无穷的口感，深受人们喜爱。在充满朝气的清晨，在洒满阳光的午后，一杯咖啡是身心的享受，是对自己辛勤工作的犒赏。

咖啡有什么益处呢

咖啡中的多酚类物质对防癌抗癌有一定效果，且能保护肝脏、降低患肝硬化和肝癌的风险；解油腻、养胃助消化、促进肠道蠕动；预防抑郁、减少烦躁感、改善心境。咖啡中的绿原酸等抗氧化剂有助于调节血糖，可降低2型糖尿病的患病风险。

已经患有糖尿病的人可以喝咖啡吗？

糖尿病患者可以适量喝咖啡

如果糖尿病患者血糖控制较好，在医生同意的情况下可以少量饮用咖啡，但首选不含奶、糖以及低咖啡因的咖啡，以清咖为宜。

不建议糖尿病患者饮用含有奶油、奶精、加糖的咖啡，尤其是三合一咖啡。在其香浓的背后是大量的糖和油脂，一小袋三合一咖啡含糖量就可能有十几克。

什么时间喝咖啡最合适

早　晨　早上空腹喝适量咖啡，可提高肠道蠕动功能，预防和改善便秘情况，但不能依赖喝咖啡治便秘这种方法。

空腹状态下过量的咖啡会刺激胃黏膜，导致胃部不适。

用餐前后　用餐前后半小时是一天中喝咖啡的最佳时间，促进胃部对食物的消化，减轻胃部工作负担。

运动前　运动前半小时内喝咖啡能加快新陈代谢作用，增加消耗热量，有利于运动过程中脂肪的燃烧。

疲倦时　一般而言，喝一杯咖啡能够起到4小时的提神作用。注意晚间最好不要喝咖啡，以免影响睡眠。

糖尿病患者如何测血糖

测血糖时间有几个点

正确答案：住院患者与居家患者不同。

住院患者一般测7个点，三餐前后+睡前。患者居家自测血糖可以用一周的时间测完上述7个点。

测什么时间点的血糖

正确答案：饭前、饭后都要测。

饭后一定要等到2小时测吗

正确答案：不一定。

任何一个时间点对血糖监测都有意义，不一定等到饭后2小时。测不同的点，不要盯着一个点测，交给医生的要有不同时间的血糖。

看病时测一次就可以了吗

正确答案：不可以。

一个点很难判定血糖控制的好坏和趋势，需要多点测定数据来评估，所以需要患者频繁监测血糖。

多长时间测一次血糖

正确答案：根据具体情况。

血糖平稳控制良好的患者，可以4～5天，甚至1周测1次；血糖控制不佳，正在调整用药方案者需要多测血糖，每天监测；对于易发生低血糖者，如脆性糖尿病，则需要每天多次测血糖。

怎么测血糖

正确答案：可以在家自测，也可以去医院检测。

可以购买血糖仪自测手指末端血糖，也可以就近去社区医院测手指末端或静脉血糖。测完要做好记录，就诊时交给医生评估。

怎么记录血糖

正确答案：建议准备一个记录本，详细记录。

把每次血糖数值记录下来，并标明所测的时间（餐前或者餐后）。不要用单张纸或随便拿个小纸条交给医生，或口述血糖值，往往因记忆不准确，影响治疗方案的进一步调整。

糖化血红蛋白——血糖控制的金标准

经常会遇到这样的糖尿病患者，来就诊时问他：血糖控制得如何？

答：挺好。

问：血糖多少？

答：不大测，不超过10。

问：糖化血红蛋白多少？

答：（一脸茫然）什么是糖化血红蛋白？

糖化血红蛋白，是糖尿病患者必须知道的名词。这是一个非常重要的概念。

糖化血红蛋白反映 2 ～ 3 个月平均血糖水平，是血糖控制的金标准。很多患者不理解：我测手指血糖，不是也能说明我血糖的高低么？为什么要测糖化血红蛋白？测手指血糖是一个点，而糖化血红蛋白则是一个面。透过一个点，不可能全面地反映血糖的控制情况。好比一个好学生偶尔也可能考 60 分，一个差学生也可以偶尔考到 80 分，你不能单从这一次考试来评判学生成绩优劣，这样有失公允。如果将一学期的成绩平均下来，这个成绩基本还是可以说明一个学生的真实水平。这一学期的平均分就是“糖化血红蛋白”。

所以说，糖化血红蛋白就是糖尿病患者的成绩单，你说自己的血糖好或者不好，把糖化血红蛋白给医生看就是最好、最直观的说明。糖化血红蛋白的具体数值就可以将你的血糖控制评判为好、中、差。

糖化血红蛋白如何检测呢？只需抽血即可，而且不需要空腹。建议患者每 3 个月左右检测一次糖化血红蛋白，对于大多数患者来说，糖化血红蛋白＜ 7.0 就可以被评为血糖控制“100 分”了。

降糖药只选对的不选贵的

很多糖尿病患者就诊时都希望医生给自己开点“好药”，甚至认为价钱贵的就是好的。那么，究竟什么样的药物才算是“好药”呢？

适合病情的合理用药就是好药

医生开药是根据糖尿病的发病机制和患者的病理生理状况，选择合适的药物。每位糖尿病患者的年龄、性别、病程、胖瘦都不一样，选择药物也各不相同。

如果是2型糖尿病或偏胖的患者，因为其胰岛素抵抗的情况比较明显，可以选用二甲双胍或胰岛素增敏剂；如果是较瘦的患者，可以首选胰岛素促泌剂；现在比较重视保护患者本身的胰岛功能，如果患者的胰岛B细胞功能较差，则需要选择胰岛素辅助治疗和强化治疗，以帮助患者延长胰岛B细胞寿命和部分恢复其功能。

老年糖尿病患者应该选择短效或中效降糖药物，不要选择长效降糖药。因为老年患者代谢功能差，长效降糖药容易在患者体内蓄积，增加患者发生低血糖的危险，而且发生低血糖后还不易察觉，更容易引起急性心血管事件的发生。

注重药物的联合应用和多靶点治疗

有些药只是单纯降血糖，有些药除了降血糖还会影响胰岛B细胞功能，有些药对胰岛B细胞功能有保护作用。医生会根据不同患者的情况，选择几种不同的药物联合使用。

联合用药：第一为了减少药物的不良反应；第二可以多靶点治疗，同时控制患者的空腹血糖、餐后血糖或者改善糖化血红蛋白；另外，对糖尿病的并发症如高血压、血脂异常、心脏病同时有治疗作用。药物的合理搭配可以达到既有效又经济、患者依从性好的目的。

糖尿病用药是一门学问，不能道听途说，随意换药，最好到正规医院请专业医生制定治疗方案调整药物。

此外，糖尿病患者还要注意药物之间的比较。有些药物所含的成分是相同的，但价钱不同，性价比不同。有些药物的名称相同，但所含剂量和质量不同，在治疗效果上会有很大差异。患者要选择质量较好、品牌过硬的品种，最好听从医生的建议。

吃药会把肝肾吃坏吗

很多糖尿病患者非常拒绝口服降糖药，理由就是“是药三分毒”，吃药会“伤肝”“伤肾”。其实这些观点是片面和不正确的。

⑴现有的口服降糖药都经过严格筛选，具有较长临床应用时间，是经得起实践考验的药物，都不是“肝毒性”“肾毒性”药物。只要在医生指导下，使用适宜的剂量一般不会对肝肾功能造成影响。

⑵“是药三分毒”，绝大多数药物是经过肝肾代谢排出，如果不规范地滥用会造成肝肾功能损伤，但在医生指导下应用，一般不会出现这一问题。

⑶不吃药是不是就“保护”了肝肾？不吃药放任血糖升高，高血糖对肝肾是最大的伤害。这一做法如同为了保护牙齿不吃饭、为了保护关节不走路一样，最后得不偿失。

⑷为什么有的糖尿病患者真的“肝肾坏了”？那是长期血糖控制不佳，高血糖把肝肾“泡”坏的，不是吃药吃坏的。

⑸为什么口服药说明书上都写有很多不良反应？说明书有责任和义务对药物作全面介绍，万分之一的罕见不良反应也需要提及和说明。好比任何一种交通工具都有一定的事故率，但这并不影响由此带来的便利和快捷。与服药降糖带来的获益相比，这些不良反应不值得引起过分的忧虑。

⑹二甲双胍真的很“毒”吗？和其他药物一样，二甲双胍是非常安全的降糖药物，是肥胖的2型糖尿病患者首选用药。说二甲双胍“毒”的更多是非专业人士，而不是医生的观点。

⑺胰岛素最安全么？胰岛素只是降糖药物之一，并不优于其他药物。选择何种治疗方案，一定要根据患者的具体情

况具体分析，胰岛素并不能解决糖尿病的所有问题。

降糖药几时服

目前，降糖药主要分口服药和注射药两大类，不同的药物服用时间不同。

餐前使用

促胰岛素分泌剂（促泌剂），包括磺脲类促泌剂（如格列美脲、格列齐特、格列吡嗪和格列喹酮等）和非磺脲类促泌剂（如瑞格列奈），这些药物必须餐前服用。磺脲类药物在餐前15～30分钟服用，非磺脲类促泌剂一般餐前5分钟服药，或服药后立即进餐。

如果服药时间不正确，就会出现胰岛素高峰与血糖不匹配，导致血糖控制不佳或者低血糖发生。

需要重点提示的是：不吃饭，不能使用此类药物！例如，患者出现感冒、呕吐、腹泻或因其他原因（如手术、空腹检查）而不能正常进食时，需要暂停这类降糖药或及时就医，根据医生建议调整降糖方案。

餐中使用

α-糖苷酶抑制剂（如阿卡波糖、伏格列波糖），需要进食第一口饭时开始服用；特别是阿卡波糖，需将药片嚼碎使之与食物充分混合，才可获得较好的降糖效果。

灵活使用

双胍类药物（如二甲双胍）和DPP-4抑制剂（如西格列汀、利格列汀、沙格列汀等）可在餐前、餐中或餐后服用。对于存在胃肠道反应的患者，一般推荐餐后服药以减轻胃肠道不适症状。

胰岛素增敏剂类药物如吡格列酮，进餐仅对药物吸收产生较小影响，一般推荐餐前服用，而餐后服用效果亦差别不大。

GLP-1 类似物，是目前推出的新药，具有良好的降糖、减重效果，使用方便，与进餐时间无关，可在餐前或餐后注射。

胰岛素的使用

目前胰岛素分为人胰岛素、胰岛素类似物。人胰岛素（短效、预混）需在餐前 20 ～ 30 分钟注射；胰岛素类似物（速效、预混）可注射后立即进餐，无需等待。需要重点提示的是：此类胰岛素注射后必须按时进餐，即不吃饭则不打胰岛素。

中效和长效胰岛素的注射则与进餐无关，可根据具体情况设定注射时间。

以上为糖尿病用药的基本原则，在实际降糖治疗中还需根据具体情况作相应调整。需要提醒广大糖尿病患者的是，糖尿病用药需注意时机，相同的药物但错误的时机就会导致错误的结果。

二甲双胍“老兵新传”

退休两年的陈大伯最近被确诊患有 2 型糖尿病，于是他来到内分泌科门诊。

“医生，我限制了饮食，去健身房运动，人是瘦了几斤，可是为什么糖尿病还没好啊？糖尿病到底是个什么病啊？”陈大伯苦恼地问道。

医生说道：“糖尿病是临床常见的代谢紊乱性疾病，目前多数的糖尿病是由于生活方式的改变、环境因素和增龄引起的2型糖尿病，我国现有的糖尿病患者已达1.14亿人左右，成为名副其实的‘糖尿病大国’。”

陈大伯又问：“那为什么会得糖尿病呢？都是些什么原因引起的？”

医生回答道：“1型糖尿病是胰岛素绝对缺乏所致。2型糖尿病主要是各种原因导致胰岛素相对不足所致，常见原因是胰岛素抵抗。成年人糖尿病多为2型糖尿病，它的主要危害是能引发各种慢性并发症，如糖尿病眼病、糖尿病肾病等。初发的2型糖尿病主要推荐饮食治疗、体育锻炼及口服药物治疗。”

“那我该吃什么降糖药？”陈大伯追着问。

医生答道：“目前临床常用的降糖药物有双胍类、磺脲类、α-糖苷酶抑制剂、噻唑烷二酮类和新型的DPP-4抑制剂、SGLT-2抑制剂等。其中，二甲双胍是被国内外权威机构推荐为首选的降糖药物，该药已经有近60年的使用经验了，它不仅可以增加周围组织对胰岛素的敏感性，还可以增加非胰岛素依赖的组织对葡萄糖的利用，因其降糖效果好、不良反应少、价格低廉，成为广大糖友的首选。它最大的优势在于能够兼顾调节多种代谢紊乱，如对体重有所降低，对血脂、脂肪肝有改善作用，对女性多囊卵巢综合征也有一定的治疗作用，目前的临床研究还在探索其抗肿瘤的作用。可以说，二甲双胍可以达到“一石多鸟”，改善多种代谢紊乱的作用。”

“药都会有不良反应，这个二甲双胍有什么不良反应吗？”陈大伯担心地问道。

医生解释道：“二甲双胍已在临床长期使用多年，充分证实了其安全性，在服用二甲双胍初期，可能有些患者会感到胃肠道不适（如腹泻），只要从低剂量开始慢慢适应，大多数患者都能在一个月后消除不适感。如果有个别患者仍有胃肠道不适，可以改用二甲双胍缓释片。除此以外，二甲双胍的其他不良反应很少，所以您大可不必担心。”

“医生，您能详细介绍一下这个药的使用方法吗？”

“就像我刚刚提到的，为了避免部分患者的胃肠道不适，二甲双胍应从小剂量开始使用，根据患者的状况，逐渐增加剂量。通常这类药物起始剂量为500毫克，每日1次或2次，随餐服用。如无胃肠道不适，可每周增加500毫克，逐渐加至每日总共2000毫克，分2次服用。还要提醒您，服药同时还是要注意饮食控制，这样治疗效果最好。如果血糖控制不佳，极易发生微血管病变，假以时日出现糖尿病慢性并发症就很难逆转了！”

“我还需要监测血糖吗？”

“当然需要！您得定期复查，监测血糖，根据病情调整降糖治疗方案。”

“好的，明白了！那医生，您给我开二甲双胍吧！”陈大伯爽快地做出决定。

五问磺脲类药物

糖尿病是一组危险因素多、发病机制复杂、病程伴随终身的常见内分泌代谢疾病。促胰岛素分泌剂——磺脲类药物在临床应用高达60%～70%，因此，人们想了解更多有关磺脲类药物的知识。

磺脲类药物对肾功能是否有损伤

常规治疗剂量的磺脲类药物对肾功能没有损伤作用，而血糖控制不佳却会导致肾功能的损伤。磺脲类药物每年有 10% 的继发性失效，致使这部分人的血糖控制不佳，高血糖导致肾功能损伤。这是糖尿病肾功能损伤常常被误解为是长时间应用磺脲类药物的缘故。

肾功能受损后可否继续应用磺脲类药物

轻、中度肾功能损伤的糖尿病患者持续应用磺脲类药物并未进一步加重肾功能损伤。磺脲类药物代谢产物 90% ～ 95% 从肾脏排泄（格列喹酮除外），肾功能已经受损时可导致磺脲类药物在体内蓄积，使血药浓度增加超过常规治疗量，从而加重肾功能损伤，同时极易产生低血糖，所以在肾功能损伤后不主张应用或慎用磺脲类药物。

磺脲类药物对心血管是否有损伤

英国学者曾观察了不同磺脲类药物对心肌细胞膜上离子通道的影响，发现除格列本脲可能在严重缺氧状态下（严重心肌缺血、应激）关闭心肌细胞膜上的离子通道，导致心律失常和猝死的发生外，其他磺脲类药物并不影响心肌细胞膜上的离子通道，从而确认磺脲类药物对 2 型糖尿病患者的心血管系统无显著不良影响。

磺脲类药物是否加快胰岛 B 细胞功能的衰竭

从理论上推测，磺脲类药物长时间应用会促使胰岛 B 细胞不断地、超负荷地分泌胰岛素，致使胰岛 B 细胞不堪负担，加快胰岛 B 细胞功能的衰竭。但近年美国的一项临床研究显示，应用磺脲类药物和胰岛素后胰岛 B 细胞功能的衰竭并没有明显增加，血糖控制程度才是决定胰岛 B 细胞功能衰竭快慢的关键。

长效制剂疗效是否优于短效制剂

内分泌代谢疾病的治疗有一重大原则，即应该最大限度地恢复和模拟人体正常的生理状况。根据这一重大原则，恢复或模拟糖尿病患者的餐后胰岛素生理分泌是医生和糖尿病患者追求的目标。从几种磺脲类药物的降血糖效应来看，它们之间有差异，但差异不显著。因此，我们更加推崇以格列吡嗪片、格列喹酮片为代表的能增强生理性胰岛素分泌的短效制剂。

胰岛素治疗“四问”

循证医学证据显示，早期血糖达标可大大减少糖尿病后期并发症的发生和发展，对于减少患者负担和提高生活质量至关重要。

在糖尿病治疗中存在许多误区。往往许多患者不愿服药，相信偏方，尤其对应用胰岛素谈之色变。其实，胰岛素作为降糖的重要药物对控制血糖具有不可替代的作用，应用方法也多种多样。只要对胰岛素的作用和治疗有充分了解，完全可以放心使用，取得满意的效果。

以下对胰岛素治疗中的常见疑问做简单介绍，以解除大家的疑虑。

打胰岛素会成瘾吗

正确答案：绝对不会。

狭义的成瘾，专指对某些药物和毒品的强迫需求和异常依赖。老百姓用“成瘾”来形容对胰岛素的担忧，是因为害怕胰岛素注射后就不能脱离，越打越多，害怕注射后对身体有较大的损伤。

胰岛素是一种生理性激素，糖尿病患者之所以需要，是因为体内缺乏。合理补充胰岛素会使血糖获得良好控制，不仅不会对身体有害，还会因血糖达标而获得减少并发症发生的很多益处。

从本质上讲，胰岛素是和毒品意义完全不同的药物。我们可以将胰岛素比作每天吃的饭，之所以需要天天进餐，是因为身体发育和活动需要，完全是生理需求意义的“需要”，这是一种健康的“依赖”，不能用“成瘾”来定义。

比如说，一个 65 岁的初次诊断为糖尿病的患者，一直身体健康，喜好甜食。最近体检时发现空腹血糖达 15 毫摩 / 升，而本人并无口干、多尿等不适，进一步查糖化血红蛋白达 9%，肝肾功能均正常。医生建议他先注射 1 ～ 3 个月胰岛素，配合饮食控制和适量运动，很快血糖降至理想水平。一个多月后，停用胰岛素，改用口服降糖药物。

这一病例即为初次诊断为糖尿病的患者，经过系统检查，尚未出现明显的并发症，胰岛功能尚可，还处在糖尿病的早期阶段。之所以为他注射胰岛素，是为快速、有效地控制血糖，解除高糖毒性，使已受损的胰岛细胞得到一定程度的休息。当血糖控制平稳后，仍可换成口服降糖药治疗。这也进一步说明，胰岛素是不会成瘾的。

打胰岛素说明糖尿病已经很严重了吗

正确答案：并非如此。

对糖尿病的治疗需要根据病史长短、血糖控制的好坏、并发症的严重程度、胰岛细胞功能、合并疾病以及全身脏器的功能等多个因素综合评判。对于血糖高、病情重、并发症多和肝肾功能异常的患者，合理应用胰岛素治疗，对于控制病情、恢复胰岛功能、保护其他脏器功能、预防并发症都有不容置疑的效果。就像一匹几近累垮的拉车老马，与其继续鞭打赶路，不如让它休息一下，喝口水，补充点食物，才能走更远的路。

打了胰岛素会抑制自身的胰岛细胞功能吗

正确答案：不会的。

首先，在血糖水平较高的情况下，分泌胰岛素的胰岛细胞功能已大部分损伤，功能明显下降；如果继续服药，迫使胰岛细胞工作，只会加快细胞的死亡，最终很快进入依赖胰岛素治疗的阶段。早期应用胰岛素治疗可有效降低血糖，犹如搬走了胰岛身上的大山，充分的休息可使胰岛细胞今后更好地工作。另外，注射胰岛素并不排斥同时口服降糖药物。联合使用降糖药物，可以从多靶点阻止糖尿病的发展，如胰岛素治疗可同时服用双胍类、胰岛素增敏剂等药物。胰岛素应用也可根据患者的情况，采取一日 1 次辅助治疗，一日 2 次常规治疗，或严格的一日多次的强化治疗。糖尿病是一个胰岛功能不断衰退的病理过程，胰岛功能并不能通过吃药来锻炼，只有良好的血糖控制，才可能在一定程度上延缓胰岛细胞功能的下降。

胰岛素治疗需要终身进行吗

正确答案：不一定。

有些患者听说要打胰岛素，就以为要与胰岛素终身为伍了，其实完全不必多虑。胰岛素的应用灵活多样，可以短期使用，也可以长期使用，可以餐前应用，也可以睡前应用。医生会根据患者的情况和生活习惯选择合适的治疗方案。除了晚期糖尿病患者和伴有其他严重疾病无法使用其他药物治疗的患者，大多数患者不必终身应用。

在初发的糖尿病患者，一般 2 ～ 3 个月的治疗就可以很好地控制血糖，恢复胰岛功能，完全可以改用口服降糖药物治疗相当长的一段时间；对于一些胰岛功能尚可，但血糖控制差的患者，也可以用一段时间胰岛素，尽快控制血糖，同时增加患者的信心。

现在胰岛素的种类越来越多，有短效、中效、长效胰岛素，有动物胰岛素、人胰岛素、胰岛素类似物和混合胰岛素。应用时间也灵活多变。胰岛素笔的出现，使胰岛素的应用变得简单和易学，甚至视力不好的老年人也可以根据响声来判断胰岛素的用量，使胰岛素的应用人群不断扩大。

对于糖尿病患者来说，胰岛素是一位真诚的朋友。当你的血糖很高、控制不佳时，千万不要带着有色眼镜看它。一定要听从医生的建议，接受胰岛素的无私帮助。

胰岛素的应用，需在医生指导下进行，不能自己随意调整剂量，或任意停药。另外，需警惕低血糖的发生和关注体重增加的速度。如有上述情况发生，应及时就诊，医生可根据情况加以调整，以保证胰岛素应用的合理性和安全性。

看慢性病就是开药吗

现在各种慢性病越来越多，如糖尿病、高血压、冠心病等。很多患者认为，慢性病治不好，就是终身吃药，每个月来门诊开开药就可以了。这种观点是错误的。

慢性病需要系统管控。虽然慢性病不能治愈，但管理的好坏直接与并发症的发生、患者的生活质量及寿命相关。

每次来看病，开药并不是唯一的目的，以糖尿病为例：

⑴需要向医生汇报近期的血糖情况，让医生了解、判断患者的血糖控制水平。

⑵向医生提出近期遇到的问题，如什么能吃？什么不能

吃？哪里不舒服？等等。通过医生的解答，增加自己防治糖尿病和自我健康管理的知识。

⑶医生调整治疗方案。治疗方案需要定期调整，绝不是一个方案用到底，一成不变的。

⑷医生指导下一步治疗保健的注意事项，如哪项指标需要复查？饮食需要注意什么？用某种药需要注意什么？

很多患者之所以觉得看病就是开药，很大程度是因为自己没有做好功课，来医院面对医生的时候不知道如何交流，不知道向医生提供什么资料，不知道向医生请教什么问题，甚至连自己吃什么药都不知道。这样一来，就白白浪费了每次与医生交流的机会。

应该说，健康管理主要靠自己，需要每个人付出更多的努力，学会看病而不是完全依赖医生，才是对自己健康最负责的态度。

糖尿病患者就诊须知

糖尿病是终身疾病，需要终身随访，不能看到血糖下降了就擅自停药。

就诊前，需要先自测血糖，并记录整理。

就诊时，先向医生汇报近期血糖状况，近期不适或有何疑问。

医生根据血糖情况作出调整方案，解答患者各种疑问。

根据具体病情，医生指导患者下次何时就诊，何时做复查等。

如果没有上述资料，医生无法判断患者情况，也就无法正确地调整治疗和用药方案。

一次就诊结束，继续监测血糖，定期随访，周而复始。

整个流程如同学生学习，写作业—交作业—批改—再写作业—交作业—批改。

什么样的糖尿病患者需要住院

关于糖尿病与住院治疗，患者有些错误的观点，有必要纠正和澄清。

患者：我每年都住几次医院调调血糖。

医生：糖尿病不是以住院治疗为主的疾病，更重要的是要学会在院外饮食控制、监测血糖、定期随访。也就是说，糖尿病的治疗功夫要下在平时。

患者：住院是不是要打针、吊水才有效？

医生：住院期间所使用的针剂并非“特效药”，一般为治疗并发症的常用药物，而治疗并发症的关键是控制血糖。也就是说，如果血糖控制不好，光“吊水”不会带来好的疗效。

患者：我感觉很好，是不是就不需要住院？

医生：糖尿病的危害是其并发症。只要血糖控制不好，日积月累一定会出现不良后果。并发症是不可逆的，一旦发生不可挽回。因此，有必要在患病早期进行必要的检查和评估。

患者：什么样的患者需要住院？

医生：大致有下以下几种：

⑴初次诊断的糖尿病患者。住院可接受正规的糖尿病教育、评估胰岛功能和并发症、制定治疗方案。

⑵有急性并发症者。如合并酮症酸中毒、糖尿病高渗状态、糖尿病低血糖等，必须住院治疗。

⑶有慢性并发症者。住院只能一定程度缓解慢性并发症

症状，后续疗效还取决于长期良好的血糖控制水平。

糖尿病需要早治疗，积极控制血糖。我们更推荐早期的住院检查或治疗，而不是等到出现严重并发症再到医院，这样只会让患者花费更大的费用，却收获更小的疗效。

“低血糖”时一定要喝糖水吗

门诊经常遇到糖尿病患者反映晚上偶尔会出现心慌、出冷汗等现象，很多人认为这是低血糖，喝点糖水就能缓解。真的是这样吗？首先我们先了解一下什么是“低血糖”？

低血糖，顾名思义，就是体内的血糖浓度低于正常值。对于正常人，血糖低于2.8毫摩/升为低血糖。对于糖尿病患者，血糖低于3.9毫摩/升，即可诊断为低血糖。

低血糖发生时往往伴随低血糖症状，如出汗、饥饿、心慌、颤抖、面色苍白等，严重者还有精神不集中、躁动、易怒，甚至昏迷。

怎么知道是低血糖呢

糖尿病患者如果出现心慌、出冷汗等上述低血糖症状时，有条件时即刻检测血糖，明确低血糖后予以相关措施纠正；若无检测血糖的条件时，可以即刻进食，并观察症状是否改善。

纠正低血糖吃糖确实可行吗

对于轻度低血糖患者，仅有出汗、心慌、饥饿，且神志清醒，可以食用糖水、糖果、饼干等；如下一餐临近也可以食用主食、点心或水果等改善血糖，并预防低血糖的再次发作；出现神志不清时，切勿盲目喂食，以防食物误吸入肺引起吸入性肺炎或窒息，应当立即送往就近医院急救。

如何预防低血糖发生

确保按时进餐，合理搭配每餐营养物质，避免偏食；如果因某些特殊情况使进餐时间延迟，则需先进食饼干、面包等以补充能量，防止低血糖发生；如果活动量较平时增大，在活动前或活动中要摄入额外的碳水化合物，随身携带糖果、饼干等食物，便于随时纠正低血糖；低血糖患者应避免食用过多含糖过高的食物来纠正低血糖，以避免血糖大起大落。

易发生低血糖患者的饮食小攻略

少食多餐 一天吃 6 ～ 8 餐，各种食物种类交替。

均衡饮食 每餐最少包含 50% ～ 60% 的碳水化合物，以粗粮、豆类等主食替代精白米面，多吃谷类和少油蔬菜，再搭配少量坚果、鱼或瘦肉。

适当忌口 严格限制单糖类如葡萄糖、蔗糖等的摄取量，少吃含糖和精白淀粉的食物，避免糖分高的水果及果汁。

增加高纤维饮食 摄入高纤维饮食，有助于稳定血糖浓度。

由此可见，低血糖的处理要根据具体情况，因人而异，“吃糖”并非是唯一的、合适的解决办法。在遇到低血糖症状时要有所甄别，使用最恰当的方法。相对于解决低血糖问题，预防低血糖的发生更重要。平时养成良好的饮食习惯，就可减少低血糖的发生。糖尿病患者更应当注意降糖药物引起的低血糖，如药物不合适或剂量过大导致低血糖发生，应当及时就诊，请医生帮助调整药物。

糖尿病可以通过手术治愈吗

糖尿病患者数量持续增加，已成为全球性公共卫生问题。

国际糖尿病联盟最新统计数据显示，2017年全球成人（22～79岁）糖尿病患病率为8.8%，全球约有4.25亿名糖尿病患者，以该趋势预估，截至2045年全球将有6.29亿名糖尿病患者。其中中国糖尿病患病率更高，患者数量居全球首位。对于糖尿病的治疗就是人们熟知的“五驾马车”，即科普教育、科学饮食、有效运动、加强监测、合理用药，延缓并发症的发生、发展，最终减轻并发症，提高患者生活质量。

然而糖尿病患者中存在着这样一部分特殊人群，即糖尿病合并肥胖、超重或腹型肥胖的患者，在我国糖尿病患者中比例高达24.3%、41%和45.4%（肥胖：体质指数BMI ≥ 28；超重：BMI24 ～ 28；腹型肥胖：男性腰围≥ 90厘米，女性腰围≥ 85厘米）。对于这一部分人群，“五驾马车”似乎就不够用了，有什么方法可以同时解决这一类患者的糖尿病和肥胖问题呢？代谢性手术或许是一个不错的选择。

代谢性手术并不是一个新概念，早在20世纪初就有报道，近年来腹腔镜的广泛应用极大地促进了微创代谢性手术治疗糖尿病的发展。目前临床应用较多的代谢性手术方式包括腹腔镜胃袖状切除术、腹腔镜胃旁路术等，手术可显著改善代谢异常及相应并发症，减少远期心血管风险的益处在实践中得到充分证实。

2013年底，著名的美国克利夫兰医疗中心公布了2013年十大医疗创新，代谢性手术治疗糖尿病位列榜首。各国指南已明确指出，手术治疗应成为肥胖糖尿病患者的标准治疗选择之一，尤其是存在严重心血管代谢危险因素的患者。

目前，代谢性手术干预已成为生活方式干预、降糖药物治疗失败的糖尿病患者的最佳选择。

什么人群适合代谢性手术

⑴年龄 18 ～ 60 岁。

⑵ 2 型糖尿病病程≤ 15 年。

⑶胰岛功能提示，空腹血清 C 肽水平≥正常值下限的 1/2。

⑷体质指数（BMI）≥ 32.5，无论是否存在其他合并症，均建议积极手术。

⑸体质指数（BMI）为 28 ～ 32，男性腰围≥ 90 厘米，女性腰围≥ 85 厘米，合并多种代谢紊乱综合征组分时，可以经专业医师评估后进行手术干预。

如果符合以上标准，建议至医院就诊，医生还将结合你的全身状况进行综合评估。

糖尿病患者别太“忧郁”

对于老年糖尿病患者，保持良好的心态，对控制血糖和提高生活质量至关紧要。

在门诊，我们经常碰到有些糖尿病患者发病时间和情况大致相同，但是由于对待疾病的态度和方法不同，结果也会迥然不同。有的患者患病后抱定“既来之，则安之”的态度，积极配合医生治疗，掌握必要的科学知识，心情舒畅，养成了良好的饮食和生活习惯，血糖控制得很好，工作生活丝毫没受到影响，许多并发症也被拒之门外。而有些患者却怨天尤人，整天唉声叹气，吃不下饭，睡不着觉，服药不按时，东求偏方西求秘方，结果病越治越多，夏天伤风冬天感冒，真正成了一个“药罐子”“病秧子”。不光多种慢性病缠身，而且早早远离了正常的生活和健康的交往，抑郁症也就不期而至。

通俗地讲，抑郁就是一种不正常、不健康的心境和情绪表现，主要表现为无欲、无求、无望，对任何事情都缺乏兴趣，对任何事情都往坏处想，最终会丧失生活的勇气，走向绝望。长期抑郁状态会导致抑郁症的发生。

糖尿病抑郁症的发生是内因和外因共同作用的结果。据研究证实，糖尿病患者的性别、年龄以及家族史与抑郁的发生有关，糖尿病的程度、病程以及并发症轻重也是抑郁症的独立危险因素。

情绪障碍存在对糖尿病治疗会产生极其不利的影响，因为抑郁可能诱发或促发躯体疾病，加重躯体疾病的痛苦，并引起原发疾病的加重。如果确诊为抑郁障碍，不论其原发还是继发，均应给予抗抑郁治疗。因此，糖尿病患者要对本身的情绪改变引起重视，出现抑郁症状应及时治疗，进行合理的心理疏导和药物治疗。

糖尿病抑郁的治疗，包括心理治疗和药物治疗。心理治疗包括对糖尿病的认识和自我监测，首先对糖尿病要有正确的认识和科学的态度。它虽然是一种慢性病，伴随人的一生，但只要我们认真对待，它是完全可以与人类和平共处的。其次，好心情可以使体内的免疫和内分泌系统处于良好的平衡状态，保持血糖平稳；而心情不佳，情绪不稳定，使人体不断处于应激状态，导致升糖激素升高，不但使血糖升高，而且还可以引起血压升高、神经功能紊乱和脂代谢紊乱。

糖尿病患者最基本的治疗就是养成良好的饮食习惯和生活方式，如饮食量的控制、膳食成分的合理搭配、适当运动还可以使人心情舒畅，改善睡眠，有利于控制血糖，进入良性循环。另外，糖尿病本身由于某些神经肽的改变和高血糖及糖代谢产物对神经系统的损害，抑郁症的发生也会增加。因此，糖尿病患者不要产生自卑心理，不要封闭自己，而要更多地融入社会生活，多与人交流。

严重影响生活的糖尿病抑郁症患者，一定要及时就诊，根据医生意见，配合药物的治疗，改善抑郁。须知糖尿病伴发抑郁症，完全可以通过患者和医生的共同努力而得到有效控制。

妊娠糖尿病：准妈妈们要小心

“准妈妈”们如果在孕期不注重健康饮食，就可能会患上妊娠糖尿病。很多准妈妈认为妊娠期血糖高只是暂时的，不会造成严重影响。但真的是这样吗？

什么是妊娠糖尿病

妊娠糖尿病（GDM），指妊娠前糖代谢正常或有潜在糖耐量减退，在妊娠期间发生的糖尿病。妊娠糖尿病属于高危妊娠，可能会有被迫引产、被迫剖宫产、难产、婴儿骨折、智力损伤、巨大儿等不良后果，对母婴双方都是很大的危害，必须引起重视，应尽早进行诊断和治疗，并且学会自我管理。

胎盘本身产生大量激素以保证胎儿的生长发育。但随着孕周增加，孕妇会逐渐分泌较多的胎盘生乳素和肾上腺皮质激素，这些激素会抵抗胰岛素，使胰岛素的作用无法正常发挥，葡萄糖不能进入细胞内被利用，就会使血糖增高，导致妊娠糖尿病。

准妈妈们都有发生妊娠糖尿病的可能，其中相对高危人群包括：

⑴年龄超过 30 岁的高龄孕妇。

⑵肥胖，妊娠前体重超过标准体重的 20%，或者妊娠后盲目增加营养，进食过多、活动过少、体重增加太多的孕妇。

⑶自己或直系亲属中有过糖尿病或妊娠糖尿病史的孕妇。

妊娠糖尿病的应对方法

饮　食　合理饮食非常重要。90% 以上的妊娠糖尿病可以通过合理饮食而达标，因此准妈妈们不能因为孕期需要营养就肆无忌惮，也不能因为害怕血糖升高而不敢吃喝，保证主食、肉、鱼、蛋、奶类、蔬菜等食物的合理搭配，将饮食控制在每日正常摄入量。

药　物　如果饮食调节后血糖仍无法达标，应在医生的指导下尽量使用胰岛素治疗，不建议使用口服降糖药，切忌多次多量用药。

检　测　对于有条件的孕妇，自我检测血糖值非常必要，配合着上述方法随时自我监测并调控，避免血糖过高或过低，不要因为怕麻烦而影响到母婴双方的健康。定期产检可使医生了解到孕妇的血糖水平，从而有效调整药物用量。

小贴士：2 型糖尿病诊断标准

75 克葡萄糖耐量试验

	空腹血糖（毫摩 / 升）	餐后 2 小时血糖（毫摩 / 升）
正　常	＜6.1	＜7.8
空腹血糖受损	≥6.1 且＜7.0	＜7.8
糖耐量减低	＜7.0	≥7.8 且＜11.1
糖尿病	≥7.0	≥11.1

◆若患者有典型的糖尿病症状（多饮、多尿、多食、体重减轻），并且有空腹血糖≥ 7.0 毫摩 / 升，或餐后 2 小时血糖≥ 11.1 毫摩 / 升，或随机血糖≥ 11.1 毫摩 / 升，即可诊断为糖尿病。

◆若患者无典型糖尿病症状，则需择日重复检查。

妊娠期糖尿病诊断标准

判断是否患有妊娠期糖尿病的最佳方法是进行产检项目——糖尿病筛查。一般在妊娠 24 ～ 28 周进行。服用 75 克葡萄糖，其中一项达到或超过以下指标，则可诊断妊娠糖尿病：

空腹血糖≥ 5.1 毫摩 / 升

餐后 1 小时血糖≥ 10.0 毫摩 / 升

餐后 2 小时血糖≥ 8.5 毫摩 / 升

第二章　甲状腺疾病

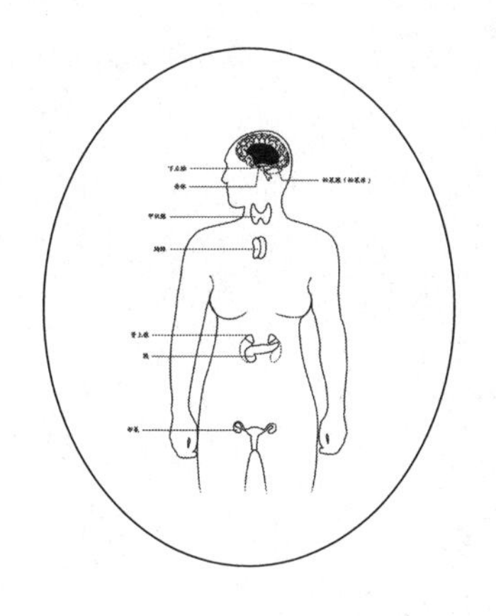

甲状腺疾病知多少

甲状腺是人体最大的内分泌腺，位于颈部前下方，呈蝴蝶型，由左右两侧叶及峡部组成，分泌甲状腺激素，影响人体新陈代谢和生长发育，是重要的内分泌器官。

甲状腺疾病主要包括甲状腺功能异常、甲状腺炎、甲状腺结节、甲状腺癌等，现就其中几种常见的甲状腺疾病逐一介绍。

甲状腺功能异常

包括甲状腺功能亢进症和甲状腺功能减退症。

甲状腺功能亢进症，简称“甲亢”，是由于甲状腺合成释放过多的甲状腺激素，造成机体代谢亢进和交感神经兴奋，引起心悸、出汗、进食和排便次数增多以及体重减少。多数患者还常常伴随颈部粗大、突眼、眼睑水肿、视力减退等症状。

甲状腺功能减退症，简称“甲减”，是由于甲状腺激素缺乏或不足，或靶组织对其不反应导致机体代谢活动下降而引起的一种内分泌疾病。通常表现为乏力、淡漠少言、食欲下降、心率减慢、便秘、体重增加以及皮肤干燥、增厚等。

甲状腺结节

甲状腺结节是指各种原因导致甲状腺内出现一个或多个异常的团块。一般人群中的触诊检出率为3%～7%，B超检出率高达20%～60%。结节的评估要点是良恶性鉴别，可通过B超、甲状腺穿刺活检等方法鉴别结节的性质。多数结节都是良性的，无需“一刀切”，及时到医院专科就诊，并间隔半年或一年到医院随访即可。在甲状腺结节患者中5%～15%为恶性，即甲状腺癌，需考虑选择手术、内分泌等治疗方法。

甲状腺炎

常见的有桥本甲状腺炎和亚急性甲状腺炎。

桥本甲状腺炎是一种较常见的甲状腺自身免疫病，又称自身免疫性甲状腺炎，是甲状腺炎中最常见的一种类型。患病率为5%～10%，多见于30～50岁的女性。主要表现为甲状腺弥漫性肿大，少部分患者起病初期可表现为一过性甲亢，部分患者最终由于甲状腺免疫损伤、破坏可出现永久性甲减，亦有相当多的患者甲状腺功能长期维持正常。

亚急性甲状腺炎是一种多与病毒感染有关、最常见的导致甲状腺疼痛的疾病。常可以自愈，病程不超过3个月，但也有迁延不愈、反复复发的。主要临床表现是发热、颈部疼痛，病情较重者可伴有耳后、下颌或头枕部放射性疼痛。一旦出现颈部疼痛、发热，要考虑亚甲炎的可能性。

以上这些疾病都需要到正规医院诊治。

为什么夏季易发生甲亢

炎热酷暑不仅痛苦难耐，更是内分泌疾病“甲亢”的高发期。

甲亢，全称“甲状腺功能亢进症”，是甲状腺生产了过多的甲状腺激素，导致患者出现心悸、多汗、食欲亢进却体重减轻等表现。甲亢如果不及时治疗，会出现甲亢性心脏病、甲亢危象等危及生命的后果。

有些“减肥药”就是非法偷偷添加了甲状腺激素以达到减重的目的，切不可胡乱食用，减肥请找医学专家哦！

为什么夏季是甲亢高发期

⑴甲亢本身是一种高代谢疾病，高温也会加快人体的新陈代谢，所以夏季甲亢患者的症状会加重。

⑵炎热、高温易使人情绪起伏、睡眠变差，而这些又会诱发甲亢或使原有的甲亢症状加重。

⑶夏季海鲜等富含碘的食物摄入较多，也易诱发甲亢。

甲亢患者生活养护注意事项

⑴要充分休息，充足的睡眠和舒畅的心情对于控制甲亢非常必要。

⑵严格忌食含碘食物，如海带、紫菜、海鱼、海参、虾皮等，烹饪时选用无碘盐。

⑶忌吸烟、忌辛辣刺激性食物，少喝浓茶、咖啡等。

⑷适当增加高热量、高蛋白质、富含维生素食物的摄入，保证有充足的能量供应。

⑸甲亢患者往往存在不同程度的突眼，夏季应该注意佩戴太阳镜保护眼睛。

⑹甲亢症状加重时，应及时到正规医院就诊。

甲亢饮食——“一忌一限四适宜”

甲亢患者体内过多的甲状腺激素，使得三大营养物质（碳水化合物、蛋白质、脂肪）分解代谢增强，机体产热和散热增多，基础代谢率增加。因此，甲亢患者的基本饮食原则为忌碘、高热量、高蛋白质、充足的水、适量的维生素及电解质等。

一忌：忌碘饮食

碘是合成甲状腺激素的基本原料，碘摄入过量可以诱发或者加重甲亢，并且影响甲亢药物的治疗作用。因此甲亢患者应禁食高碘类食物，如各种海产品，包括海带、紫菜、深海鱼、蛤干、贝类等。淡水鱼虾类的含碘量并不高，甚至低于陆地动物肉类。陆地植物的含碘量相对最低，特别是水果和蔬菜类，所以甲亢患者可以选择这些食物作为主要饮食成分。

甲亢患者应避免误食含碘产品，如使用加碘盐，尤其在外就餐时难以辨别是否来源于海产品的食物应尽量少食，平时应购买无碘盐；避免其他不容易察觉的碘摄入，如含碘药物、含碘膏方和中药类、含碘保健品及某些含碘化妆品等。另外，冬季尤其是节日期间，甲亢患者应当避免摄入咸鱼、腊肉、香肠等高盐腌制品，因为其制作过程中使用的大多为加碘盐。其他某些无法判断是否富含碘的食品，如特制海产品、地方特产、咸味零食等，为安全起见还是不要过多尝试为好。

一限：适当限制膳食纤维的摄入

甲亢患者胃肠功能紊乱可引起排便次数增多甚至腹泻，食物的消化与吸收不良，要避免食用过多富含膳食纤维的食物，如粗粮、粗纤维蔬菜类。

四适宜：

宜高热量饮食　甲亢患者基础代谢增强，因此需要更多的热量供应，具体视患者病情而定，在正常人的推荐膳食营养素供给总热量基础上增加30%～80%。为避免一次性摄入过多，建议每天适当增加副餐2～3次，时间可在正常三餐后2～3小时。但如果甲亢病情控制良好，应恢复原来的饮食量，否则会增加肥胖的风险。按照中医理论，甲亢患者多属阴虚阳亢证型，饮食中应减少摄入温热性食物，如羊肉、韭菜、生蒜、生姜、生葱、辣椒等，避免食用炸、煎、烧烤类食物。

宜高蛋白饮食　甲亢患者机体蛋白质分解加速，肌肉组织消耗增加，患者容易疲乏无力、消瘦，因此蛋白质需要量要高于正常人，而且优质蛋白应占50%以上，优质蛋白质食物如淡水鱼虾、瘦肉、牛奶、蛋类、豆类及豆制品。动物性蛋白质中鱼类蛋白质最好，植物性蛋白质中大豆蛋白质最好。

宜补水　甲亢患者代谢旺盛，出汗较多，易出现脱水，因此每天应保证至少 1500 ～ 3000 毫升白开水。应尽量避免饮用咖啡、浓茶、酒精类等刺激性饮料，以免导致多汗、心慌、易激动等情况的加重。

宜补充适量维生素、电解质　甲亢患者应多食用富含维生素 A、B 族维生素、维生素 C 的食物，需要多吃谷类、豆制品、水果、蔬菜及适量的动物肝脏，必要时补充特殊营养素制剂。甲亢时钙、磷排泄量增加，补充钙、磷的同时，注意补充维生素 D 以促进钙吸收，预防甲亢引起的骨质疏松。另外，甲亢患者可引发低钾血症或周期性瘫痪，可以多吃含钾丰富的大豆及豆制品、鲜蚕豆、马铃薯、山药、菠菜、香蕉等。

其他日常保健

甲亢患者除了遵医嘱按时服药外，饮食、生活方式调整也是促进甲亢痊愈和防止复发的重要环节。应做到饮食规律，少食多餐，减少外出就餐次数和刺激性食物的摄入，戒烟（烟草会加重突眼），少饮酒（避免低血糖和心血管意外事件的发生）。

稳定心情　甲亢患者容易激动、烦躁，在不良语言、环境刺激下可使症状加重，因此家人应当更多理解、关照、安慰和劝导，营造和谐的家庭氛围。平时要调整好自己的情绪，保持乐观向上的心态，正视病情，按时服药和随访，注意排解不良情绪，培养兴趣爱好，多和亲朋好友沟通交流。

劳逸结合　甲亢患者生活要规律，保证足够的休息，避免工作过劳，以防加重精神紧张、情绪多变、易激惹的情况。甲亢病情稳定时应多参与一些有益的活动，调节生活情趣，不宜长期病休待在家里。节假日期间要自我克制，避免过度狂欢的聚会，按时作息，不要熬夜劳累，不要吸烟并减少被动吸烟，因为烟草成分可增加甲亢复发风险，还是诱发甲亢突眼的重要原因。

适量运动　甲亢患者不适合爆发力强、力量型的运动方式，如举重、格斗、短跑等。有氧运动类比较适合，推荐慢跑、骑车、游泳、羽毛球、打太极拳等。运动量从小开始逐渐加大，可变换运动方式，交替进行，避免过度劳累。甲亢病情未控制时，更应多休息，减少运动。

适量运动是保证甲亢患者健康的必要措施。避免潜水、登山、长跑等无氧健身一类的过度运动（服药期间会掩盖一些症状，如白细胞减少、心脏疾患和肝肾损害），尤其是运动员，在甲亢期间应避免高强度的训练和比赛。

避免过度劳累　尽量减少长途旅行、值夜班，尤其避免到人多嘈杂的场合（易造成情绪波动），还应避免长时间驾车（肌无力），打牌熬夜（加重病情）。有时甲亢也会伴有其他的一些疾病，如糖尿病、心脏病、甲状腺炎症等，必要时应及时到医院筛查诊疗。

甲减患者巧过冬

甲减，即甲状腺功能减退症，是甲状腺激素合成分泌减少或作用缺陷，导致基础代谢率及神经兴奋性降低。如发生在幼儿时期未及时治疗，就会出现生长发育迟缓。患者往往会出现手脚冰凉、胃口不佳、疲劳贪睡、脱发、便秘等相关症状，以上症状往往在冬季更为明显。除了正确的用药规范治疗外，甲减患者如何安然过冬呢？

甲减患者冬季如何运动

每天早上太阳出来之后出去运动，因为冬季寒冷，早晚尤甚，且空气质量相对较差，在清晨或傍晚运动可能会加重患者病情，特别是对老年患者，这种寒冷刺激可能会诱发心脑血管疾病发作。中老年甲减患者适宜的运动可选择甩手、捶背、散步、太极拳等温和的锻炼方法。

注意生活细节，改善甲减症状

搓　手　甲减患者末梢循环不好，容易手足发凉，四肢欠温，所以经常揉搓按摩促进血液循环，帮助甲减患者缓解手凉、手胀、晨起手指关节僵硬等症状，是一种非常简便的保健方式。当然一切可以促进外周血液循环的方式，如跳绳、跺脚等，对改善手脚冰凉均有效，患者可以根据自身情况选择合适的方式。

泡　脚　寒从脚下起，如果甲减患者能够坚持每天晚上，特别是睡前用温水泡脚半小时，边泡边搓，不仅能促进血液循环还能改善睡眠，可谓免费的家庭足疗。

甲减患者冬季如何饮食

甲减患者饮食应选择高能量、高蛋白质及高维生素的食物。高能量包括易消化吸收的米面类，高蛋白质包括动物性优质蛋白质如鸡鸭鱼肉、蛋、牛奶。高维生素即蔬菜水果，尤其B族维生素有利于促进新陈代谢，每天要保证摄入各种新鲜绿叶蔬菜500克。

揭开“桥本甲状腺炎”的神秘面纱

“甲状腺弥漫性病变（B超检查）”“TgAb↑、TPOAb↑”，看到这样的检查结果，患者往往如临大敌，对于内分泌医生给出的诊断“桥本甲状腺炎”更是一头雾水。这是什么病？严重吗？要开刀吗？

现在我们就来谈谈桥本甲状腺炎，揭开其神秘面纱。

什么是桥本甲状腺炎

桥本甲状腺炎又称慢性淋巴细胞性甲状腺炎，是甲状腺的一种自身免疫性炎症，女性多发，具有遗传易感性及家族聚集性。桥本甲状腺炎起病隐匿，进展非常缓慢，大都没有症状，往往是在无意中或体检时才发现。有些患者表现为颈部增粗，B超检查提示甲状腺弥漫性肿大，伴有咽部不适或轻度咽下困难，有时有颈部压迫感。大多数桥本甲状腺炎患者甲状腺功能正常，仅表现为甲状腺自身抗体（特别是TPOAb、TgAb）升高，但随着疾病的进展，炎症对甲状腺滤泡的不断破坏，约有一半的患者最终会发展成为甲减，表现为怕冷、心动过缓、便秘、水肿等。

为了明确桥本甲状腺炎，通常需要做以下检查：

(1)甲状腺功能　桥本甲状腺炎早期，甲状腺功能大都是正常的（T_3、T_4及TSH都在正常水平范围内）；病程进展时，血TSH逐渐升高，T_3、T_4仍在正常水平，即变成亚临床甲减；随着疾病的进一步进展，甲状腺功能表现为甲减（即T_3、T_4下降，TSH升高）。

(2)甲状腺自身抗体　TgAb和TPOAb明显升高是本病的特征之一。

(3)甲状腺超声检查　显示甲状腺肿大，呈弥漫性，不均匀的低回声改变。

桥本甲状腺炎怎么治疗

桥本甲状腺炎一般不需手术治疗。确诊桥本甲状腺炎后，需要根据甲状腺激素水平及有无症状决定是否进行治疗。当出现甲减时，需要服用甲状腺素片替代治疗，从小剂量开始逐渐加量，直至血 TSH 降至目标值，甲状腺素片替代一般需终身治疗，不能随意停药；当出现亚临床甲减时，需根据患者的年龄、症状等多方面情况决定是否替代治疗；对于仅仅出现抗体升高的桥本甲状腺炎无需治疗，但需要每半年至一年复查甲状腺激素水平，警惕其发展为甲减。

亚甲炎二三事

亚甲炎全称为亚急性甲状腺炎，是一种与病毒感染有关的甲状腺炎症，起病急，有自限性，多发生于 20 ～ 50 岁的女性。病程一般可持续 2 ～ 3 个月，少数患者可迁延至 1 ～ 2 年。

临床表现

⑴起病前 1 ～ 2 周有感冒的症状，发热，少数体温可达 40℃。

⑵颈部疼痛，放射至耳部、咽喉、下颌角等处，易误诊为“咽喉炎”“牙疼”。

⑶甲状腺肿大。

⑷急性发作期有甲亢的表现，心慌、消瘦、乏力等。

诊　断

在相应病史和临床特点的基础上，进行甲状腺功能、血沉、甲状腺 B 超、甲状腺摄碘率和核素扫描检查，即可明确诊断。

治　疗

轻症可使用解热镇痛药，比如布洛芬、扑他林等，重症则使用糖皮质激素。

预　后

一般情况较好，预后优良，少部分患者会发生终身甲减，需要长期服用甲状腺激素替代治疗。

如何辨别甲状腺结节的良恶性

甲状腺疾病分功能性改变和器质性改变，功能性改变如甲亢、甲减等，因有明显的临床症状而易被早期发现；器质性改变如甲状腺肿、甲状腺结节、甲状腺肿瘤相对较隐匿，无明显症状，不易被早期发现，发现了如何治疗也是众说纷纭。最常见的甲状腺异常就是甲状腺结节，这是临床上最容易发现的病变，也是最令人困惑的。其实，甲状腺结节在人群中非常普遍，占总人口的30%～70%，在中老年女性中尤为常见，超声检查是最直接、最敏感的诊断手段，细针穿刺是最有效的鉴别手段。

良性甲状腺结节多表现为结节生长缓慢、质地均匀、活动度好、表面光滑，不伴淋巴结肿大，囊性改变，无钙化。虽然钙化需要警惕恶性，但不要一概把钙化作为恶性指征，只有不规则或点状钙化才考虑恶性可能。如果甲状腺结节短期内增长迅速，形状不规则，伴有淋巴结肿大和融合，累及周围组织，出现声嘶和颈部不适，则应警惕恶性和恶变的可能。

甲状腺细针穿刺是临床上常用的鉴别甲状腺结节良恶性的手段，可发现80%以上的甲状腺结节恶变。必要时辅助甲状腺扫描和血液学检查，可在术前确诊90%左右的恶性改变。

如果临床上发现了甲状腺结节，大可不必紧张，既不能草木皆兵，也不能听之任之。据统计，甲状腺结节90%以上为良性改变，退一步讲，即使是恶性改变，大多数甲状腺癌发展缓慢，称之为恶性改变良性进展，甚至一些微小癌可以伴随一生，不影响寿命。

临床上主要通过B超特征、穿刺结果和进展来确定治疗方案：

如果是良性改变，随访即可。

如果可疑恶性，可反复穿刺或择期手术。

如果确定恶性，则根据恶性程度确定手术范围，根据具体情况选择同位素治疗或放射性治疗，一般预后良好。

只有极个别的未分化癌和髓样癌发展迅速，另有罕见的甲状腺淋巴瘤确诊后可进行化疗。

得了甲状腺结节就与海鲜无缘了吗

在普通人的概念中，海鲜含碘量普遍偏高，碘作为合成甲状腺激素的原料会对甲状腺结节有不良影响。得了甲状腺结节是不是就和海鲜无缘了？甲状腺结节与碘有什么关系呢？

什么是甲状腺结节

甲状腺结节是甲状腺疾病中最常见的表现形式，指甲状腺细胞生长异常，在甲状腺内形成的团块，它是多种甲状腺疾病的体征，从最常见的结节性甲状腺肿、甲状腺囊肿、甲状腺腺瘤，到凶险的甲状腺癌都有可能。目前，我国甲状腺结节的患病率约为32.4%，也就是说接近1/3的人都有甲状腺结节，在各个年龄段的男女人群中均可见到，是临床上较为常见的疾病。

碘是人类乃至各种生物所必须的微量元素，是合成甲状腺激素的原料。甲状腺的基本构成单位——滤泡，对于碘有很强的聚集作用，每日饮食摄入的碘有1/3进入甲状腺，全身90%

的碘都集中在甲状腺。

对于甲状腺而言，缺碘和碘过量都会是引发甲状腺结节的原因。缺碘使甲状腺激素缺乏，体内促甲状腺激素水平升高，一些敏感区域就会出现增生并随时间延长而扩大融合形成结节。同样，桥本甲状腺炎合并甲减后也会引起体内促甲状腺激素水平升高，甲状腺组织增生而出现结节。生活中食盐添加的碘可以满足机体的正常生理需要，若长期刻意减少或大量进食含碘量高的食物都易引起甲状腺结节。

甲状腺结节患者怎么摄取碘

从以上甲状腺结节与碘的关系可以看出，病因不同，解决方法就要因人而异，不能一概而论。

⑴甲状腺结节伴甲状腺功能正常的患者可以不用忌碘，适量的海鲜对这类患者是没有问题的。

⑵甲状腺结节伴甲亢的患者，应食用无碘盐，禁食海产品，特别是海带、紫菜、海鱼等高碘海产品，尽量避免使用含碘药物。甲状腺功能控制正常以后，可以偶尔吃点含碘低的海鲜。

⑶桥本甲状腺炎伴有甲亢的患者应忌碘饮食，没有甲亢可以低碘饮食，可以食用加碘盐，但要限制高碘海产品。

⑷甲状腺结节伴有单纯性甲减的患者，可以适当摄入海鲜这类含碘丰富的食物。

所以，不要以为自己得了甲状腺结节就与海鲜无缘，甲状腺结节并不是单纯的一种疾病，而是一大类疾病的总称，其中包括各种不同的类型，明确自己的病症，对症下药，合理饮食，享受生活。

甲状腺微小癌：不必谈癌色变

随着人们对健康的重视和体检的普及，高灵敏诊疗技术的应用，甲状腺结节的发现已成家常便饭，甲状腺癌的发病率也逐渐上升。据统计，甲状腺癌目前是数量增长最快的肿瘤，近20年来美国增加了3倍，韩国增加了15倍，但甲状腺癌引起的死亡却没有上升，甲状腺癌患者20年的生存率超过99%。研究发现，大多数甲状腺癌发展缓慢，尤其是占甲状腺癌大部分的微小癌，多表现为恶性病变良性发展，常常是带癌生存，不影响到患者的寿命。所以，国内外专家都在反思是否有必要筛查甲状腺结节，是否所有的甲状腺癌都需要治疗，尤其是占大多数的微小癌处理意见现在也出现了分歧。

根据世界卫生组织（WHO）的甲状腺肿瘤组织学分类，无论哪种组织学类型，只要肿瘤最大直径在1.0厘米以下，即定义为微小癌。甲状腺微小癌的转归可有几种方式：

静息癌　即癌性病灶可以与人体和平共处，伴随一生，不会危及生命，占甲状腺微小癌的90%以上。

普通癌　这类微小癌是普通的乳头状癌，即使肿瘤增大超过1.0厘米或出现淋巴结转移等情况再进行手术治疗，预后仍然良好，为低度恶性肿瘤，所占比例不超过10%。

活跃癌（或称侵袭癌）　这类微小癌进展很快，容易侵犯周围组织，也容易发生淋巴结转移，甚至发生血行转移，无论治疗与否均预后不良，为高度恶性肿瘤，这一类所占比例很少。

美国梅奥医学中心的内分泌专家Juan P Brito近期在《英国医学杂志》上对低危甲状腺肿瘤的诊断和处理方案进行了分析，指出甲状腺乳头状癌和甲状腺滤泡样癌占了所有甲状腺肿瘤的90%，而乳头状甲状腺癌的预后较好，20年死亡率为 1% ～ 2%。与之相对应的甲状腺滤泡样癌 20 年的死亡率为 10% ～ 20%。

对于甲状腺微小癌的处理，过去常规的治疗是手术切除，多建议行单纯的甲状腺腺叶和峡部切除术。随着认识的不断进步，现在也有学者主张对甲状腺微小癌进行随访观察，每 6 个月进行一次 B 超检查。随访观察期间，如肿瘤增大或出现淋巴结转移，或出现周围脏器浸润表现，或患者要求手术时再进行手术也为时不晚，当然要向患者充分说明情况，并尊重患者的选择。对于肿瘤＜ 0.5 厘米，位于腺体中上部，淋巴结转移率很低，可以作为观察暂不手术的参考指标。随着介入技术的发展，有些专家尝试对甲状腺微小癌行射频消融治疗，也取得了良好的效果，但仍处于初步探索阶段，远期效果有待观察。

另外，通过分子生物学技术可以对肿瘤的处理和预后进行前瞻性的判断，分子生物学基因诊断技术可以对临床治疗选择提供更多的帮助，如与甲状腺乳头状癌密切相关的 BRAF 基因的筛查，可以对 BRAF 基因阳性的患者进行积极的治疗和术后随访，而对 BRAF 阴性的患者可选择较为宽松的治疗方法，并有相对乐观的预后。

发现甲状腺结节不必紧张，对于甲状腺癌更应该坦然处之，选择合理有效的办法更为重要。甲状腺微小癌更是不必过于恐慌，大多数得到正确的治疗后可转危为安。

甲状腺微小癌，应何去何从

上海瑞金医院宁光院士团队近期研究发现，甲状腺良性结节和甲状腺癌在基因遗传进化上是完全不相关的，即甲状腺良性结节并不会发生恶变转为甲状腺癌。换句话讲，有无甲状腺结节的患者发生甲状腺癌的概率基本相同，所以不必为有甲状腺结节而过度担心。

此外，不同于其他人体肿瘤，多数甲状腺癌进展十分缓慢，呈现惰性发展过程，尤其是占甲状腺癌大多数的微小癌，常被称为“静息癌”。甲状腺微小癌定义为肿瘤最大径线在 1.0 厘米以下的甲状腺癌，又称为隐匿性甲状腺癌，在组织学上主要为甲状腺乳头状微小癌，占 65% ～ 99%。甲状腺微小癌多表现为恶性病变但是良性发展，临床上没有明显的特殊症状，单纯依靠临床医生的触诊也较难发现，患者常常是带癌生存，并未影响到寿命。所以，目前国内外专家都在反省和重新评估是否有必要在常规体检时使用高分辨率超声筛查甲状腺结节，是否所有的甲状腺癌都需要积极治疗。

部分学者认为，甲状腺微小癌一经确诊就需要立即进行积极的治疗。理由为虽然多数甲状腺微小癌的表现为惰性发展过程，但甲状腺微小癌常具有多灶性的特点，并且颈部淋巴结的转移率也较高，并不代表其在局部侵袭和转移能力等方面差，积极的手术治疗符合恶性肿瘤早期诊断、早期治疗的基本原则，可以避免后期转移、病情延误的可能性。

持相反意见的专家则认为，目前的临床统计资料显示仅有 0.5% ～ 1% 的甲状腺微小癌患者可能直接死于本病，肿瘤局部或区域的复发率为 2% ～ 6%，而远处转移率仅为 1% ～ 2%。即使在长期密切随访的患者中出现肿瘤进展后再进行手术，其预后与确诊时立即手术的临床结局并无明显差异，因此倾向于甲状腺微小癌的患者不需要积极治疗，而是定期密切随访即可，国外对微小癌的积极随访已证实预后良好。

对于甲状腺微小癌比较理性的选择方案是，谨慎判断患者甲状腺微小癌的危险程度，筛选那些可以随访观察的低危患者，但对于具有高危倾向的患者则应进行积极的治疗。

甲状腺微小癌的转归可有以下几种方式：

研究发现，中、低危的甲状腺微小癌有以下一些临床特征：患者年龄较大（≥40岁），肿瘤边缘规则、体积较小（直径＜0.5厘米）、非多发性，肿瘤不靠近气管或喉返神经、重要血管，无淋巴结转移以及非高恶性程度的乳头状癌亚型等。对于这类患者每3～6个月进行1次超声检查的密切随访，完全可以及时监测到肿瘤进展的临床证据。当然，医生需要向患者充分说明情况，且一定要尊重患者及家属的选择。

需要指出的是，如果发现有甲状腺结节或肿瘤可能，一定要寻求专业机构和专业医生的指导和建议，不能盲目听信“经验之谈”错误诊疗，否则不当诊疗对生活质量和寿命的影响会比肿瘤对生命的影响更为严重。上海市甲状腺疾病研究中心落户上海市第十人民医院，中心采用先进的整体化管理理念，配备内外科医师、核医学医师，超声、穿刺、病理检查及基因分子生物学检测均可当天完成，实现了在一个中心内解决所有问题，并解决了患者四处求医、多重困惑的难题，大大方便了患者就诊，保证患者得到最优质的服务、最先进的治疗方案。

当妊娠遇上甲亢

甲状腺疾病是我国育龄妇女的常见疾病之一，也是妊娠前半期妇女的常见病。随着对妊娠早期妇女甲状腺疾病筛查的开展，妊娠期甲状腺疾病的检出率也在逐年升高。妊娠期甲亢患病率为1%，其病因很多，常见有Graves病、妊娠甲亢综合征（SGH）、高功能腺瘤等。

妊娠甲亢综合征较为多见，不合理的治疗会导致不良的妊娠结局。

妊娠甲亢综合征，也称为一过性甲亢，发生在妊娠前半期，呈一过性，与妊娠反应有关，特别是妊娠剧吐时发生率为30%～60%，其发生与绒毛膜促性腺激素（hCG）产生增多、过多刺激甲状腺激素产生有关。临床表现为心悸、怕热、多汗、焦虑、食欲好、进食增加，而孕妇体重无法按孕周增加。

监测甲状腺激素时可以发现血清FT_4和TT_4升高，血清TSH降低。但与Graves病不同，妊娠甲亢综合征一般不伴有眼征，而且TRAb、TPOAb等甲状腺自身抗体阴性。

对于妊娠甲亢综合征的治疗与一般的甲亢不同，不需忌碘饮食，也不能使用抗甲状腺药物治疗。对于妊娠剧吐的准妈妈，需要警惕妊娠甲亢综合征的发生，并在医生的指导下治疗。

怀孕了，需要关注的不仅仅是TSH

妊娠妇女甲减（或亚临床甲减）会增加不良妊娠结局，如早产、低体重儿、流产、死胎、妊娠期高血压等，并增加后代神经智力发育损害的风险，因此妊娠早期甚至备孕时筛查甲状腺功能十分必要。备孕或妊娠期只需要关注TSH（促甲状腺激素）就够了么？促甲状腺激素一定要降至2.5 mIU/L以下吗？

事实上，备孕或妊娠期甲状腺功能筛查的指标包括血清FT_4、TSH和TPOAb（甲状腺过氧化物酶抗体）。妊娠期最常见的甲状腺功能异常为甲减，妊娠期甲减又包括临床甲减（血清 TSH 水平升高，FT_4 水平降低）和亚临床甲减（血清 TSH 水平升高，FT_4 水平正常）。

对于临床甲减的妇女，不管 TPOAb 是否为阳性，最好将血清 TSH 控制在小于 2.5mIU/L 后考虑怀孕。

怀孕后 TSH 治疗目标是：

妊娠早期 0.1 ～ 2.5mIU/L

妊娠中期 0.2 ～ 3.0mIU/L

妊娠晚期 0.3 ～ 3.0mIU/L

对于妊娠期亚临床甲减的患者，如果伴 TPOAb 阳性者需要积极治疗，治疗目标同临床甲减患者。对于 TPOAb 阴性的亚临床甲减患者，由于治疗与否对妊娠结局及后代神经智力发育损害依据不足，故可不予以治疗。

因此，怀孕了需要关注的不仅仅是 TSH，还有 TPOAb。

甲亢患者怀孕、生育、哺乳“三部曲”

甲亢患者何时可以怀孕

未控制的甲亢使妊娠妇女流产、早产、先兆子痫、胎盘早剥等的发生率增加，早产儿、胎儿宫内生长迟缓、足月小样儿等的危险性提高。而且治疗妊娠期甲亢的手段有限，所以一般建议甲亢控制后再妊娠比较理想。如果患者应用抗甲状腺药物治疗足够的疗程，在甲状腺功能正常，促甲状腺激素（TSH）达到正常范围后，可停用抗甲状腺药物 3 个月，如甲状腺功能正常可以怀孕。

有些患者应用抗甲状腺药物足够疗程后，甲状腺激素水平仍然不能完全正常，或者停药后甲状腺激素水平升高，这种情况下可以减少抗甲状腺药物剂量，使血清 FT_4 处于正常上限再怀孕。如果采用放射性碘治疗甲亢，应在治疗至少 6 个月后，甲状腺功能正常时再考虑怀孕。

如果患者为妊娠期间发现甲亢，在告知妊娠及胎儿可能存在的风险后，如患者选择继续妊娠，则首选抗甲状腺药物治疗，或者在妊娠 4 ～ 6 个月期间手术治疗。妊娠期间应监测胎儿发育及母亲甲状腺功能，有效地控制甲亢可以明显改善妊娠的不良结果。

妊娠期甲亢如何治疗

妊娠早期抗甲亢药物首选丙基硫氧嘧啶（PTU），妊娠中、晚期则选择甲巯咪唑（MMI）。在丙基硫氧嘧啶和甲巯咪唑转换时应当注意监测甲状腺功能变化及药物不良反应（特别是血白细胞和肝功能）。

为了避免对胎儿的不良影响，应当使用最小剂量的抗甲状腺药物控制甲亢，控制目标为：孕妇血清 FT_4 值接近或者轻度高于参考值上限，此时不推荐血清 TT_3、TSH 水平作为监测指标；避免甲亢的过度治疗，因为有导致胎儿甲状腺肿及甲减的可能。

从自然病程看，甲亢在妊娠早期可能加重，此后逐渐改善。所以，妊娠中后期可以减少抗甲状腺药物剂量，在妊娠后期有 20% ～ 30% 患者可以停药；但伴有高水平 TRAb 的孕妇除外，这些病例中抗甲状腺药物需持续应用直到分娩。治疗起始阶段每 2 ～ 4 周监测一次 TSH 和 FT_4，达到目标值后每 4 ～ 6 周监测一次。

妊娠期间不主张合并使用左甲状腺素，因为可能导致抗甲状腺药物的剂量增加；妊娠期甲亢也不建议使用 β 受体阻滞剂，如心得安等，因其可能引起自发性流产、胎儿宫内生长迟缓、新生儿心动过缓等并发症。

如果抗甲状腺药物治疗效果不佳，或对抗甲状腺药物过敏，或甲状腺肿大明显，可以考虑手术治疗。手术时机一般选择在妊娠 4 ～ 6 个月，妊娠早期和晚期手术容易引起流产或早产。妊娠期甲状腺手术需要外科、内分泌科、妇产科医护人员协同配合，共同保驾护航，但仍不能排除流产的风险。

哺乳期间适量服用抗甲状腺药物是安全的。因为丙基硫氧嘧啶的肝脏毒性原因，应当首选甲巯咪唑。甲巯咪唑剂量达到每天 20 ～ 30 毫克，对于母婴都是安全的。丙基硫氧嘧啶可以作为二线药物，每天 300 毫克也是安全的。抗甲状腺药物的服药方法是在哺乳后分次服药，并且监测婴儿的甲状腺功能。

妊娠期间甲减如何治疗

甲减治疗药物为左旋甲状腺素片。妊娠期间需要定期检查甲状腺激素水平，妊娠前半期应当每月检测 1 次甲状腺功能，并根据控制目标，调整左旋甲状腺素片剂量；在妊娠 26 ～ 32 周应当检测 1 次血清甲状腺激素。

对于妊娠期亚临床甲减的患者，如果伴 TPOAb 阳性者应当接受左旋甲状腺素片治疗，治疗目标同临床甲减患者。对 TPOAb 阴性的亚临床甲减患者可以不予治疗。单纯低 T_4 血症对胎儿发育不良影响尚不十分清楚，不建议常规使用左旋甲状腺素片治疗。

甲减孕妇妊娠期间左旋甲状腺素片剂量会逐渐增加，妊娠 20 周左右达到稳定状态，故产后左旋甲状腺素片剂量应降至孕前水平（妊娠前甲状腺功能正常者产后可暂时停用左旋甲状腺素片），并于产后6周复查TSH水平以决定治疗方案。

甲减产妇母乳喂养十分安全，因为补充的左旋甲状腺素片是机体中的营养物质，是机体分泌不足时的替代补充治疗，只要剂量合适，是十分安全可靠的。

第三章　肥胖症

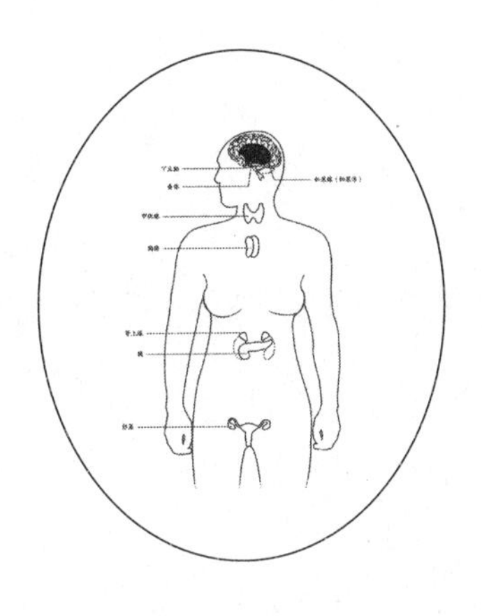

肥胖是一种病

现代科技的发展使疾病谱发生了改变，由过去常见的瘟疫、营养不良等发展为营养过剩所导致的代谢性疾病，生活方式和环境因素导致的肿瘤危机。在代谢性疾病中肥胖症首当其冲，成为一个全球性的灾难，中国也已经深受其害。我国的肥胖人数已成为全球第一，其中儿童肥胖更是远远超过了世界水平，个人负担和社会压力很多都源于肥胖所导致的疾病。因此，控制肥胖势在必行，这需要个人、家庭和政府的共同努力。

既然肥胖是一种疾病，就需要科学的治疗，现在满天飞的减肥秘诀和减肥方法，需要认真鉴别，谨慎采用，不当减肥引起的危害比比皆是。应当明白肥胖是一种代谢异常，是一种慢性病，所以减重也是一个系统工程和长期行为，无秘诀可用，无捷径可走，不解决病因的减重都是无效的，最终多次反弹会彻底击垮减重的努力和信心。

2016 年美国内分泌医师学会（AACE）列出了 16 种肥胖的伴发症和并发症，可以帮助我们区分肥胖的严重程度，这 16 种伴发症及并发症包括血脂异常、糖代谢异常及糖尿病、高血压、不孕不育、性功能减退、尿失禁、抑郁、脂肪肝等。

目前，糖尿病患病率的快速增长很大程度上也归结于肥胖，减重不仅可以起到预防糖尿病的作用，而且很大一部分肥胖或超重的糖尿病患者可以通过减重来缓解糖尿病。

常见的 16 种肥胖并发症：

⑴代谢综合征

⑵糖尿病前期

⑶ 2 型糖尿病

⑷血脂异常

(5)高血压

(6)心血管疾病

(7)非酒精性脂肪肝

(8)多囊卵巢综合征

(9)女性不孕症

(10)男性性腺功能减退

(11)阻塞性睡眠呼吸暂停综合征

(12)哮喘/反应性气道疾病

(13)骨关节炎

(14)张力性尿失禁

(15)胃食管反流

(16)抑郁症

肥胖有哪些危害

随着我国经济的发展，人民的生活水平大幅度提高，物质极其丰富。人们对食物的摄入远远大于消耗，现代的生活方式使得人们静坐的时间越来越长——20世纪90年代电脑开始普及，需要坐在屏幕前进行的工作也越来越多。在娱乐方面人们有了各种可以长时间坐着、缺乏活动的消遣——电视、电脑、PSP、iPad……随之而来的是肥胖人口与日俱增，男人们的“将军肚（老板肚）”也随处可见。那么肥胖真的代表“富有”吗？胖真的好吗？答案肯定是“NO”。

饥荒年代，人们常常认为“丰满的妇女更易于生育”“婴儿越胖越健康”，但是现代科学研究发现，肥胖会导致一系列的身体和精神类疾病，如冠心病、高血压、睡眠呼吸暂停综合征、性功能减退、抑郁症等。

当你是个“胖子”时，走路会气喘吁吁。那是因为你的心脏可能无法承受你多余的体重了，在报警了。

当你睡觉的时候，会被别人抱怨打呼噜。那是你的气道通气和肺功能出问题了，白天你甚至会觉得脑袋昏沉沉的，记忆力减退、掉头发，这些都是肥胖导致“鼾症”时气道通气障碍使得大脑缺氧引起的。

你是不是会经常脸上长痘痘、身上发湿疹？这些也是肥胖导致的皮肤慢性代谢炎症反应。

当你长途旅行的时候，是否经常需要上卫生间？这可能就是肥胖引起的神经及括约肌松弛，需要去医院就诊了。

肥胖有哪些先兆

事实上，人体在发胖前是有一些反常现象和先兆的。在此要提醒大家，某些病理性改变和内分泌疾病，如糖尿病、甲亢、尿崩症、血脂异常等也可能存在此现象。所以，发现发胖先兆请尽早就医，对您的健康来说，早点预防比后期治疗要简单容易得多。

那么，发胖前到底有哪些先兆呢？

先兆一　爱吃爱喝

与以前相比，胃口变得越来越好，食量逐渐增大，总有吃不饱的感觉，爱吃爱喝，特别容易饿，嘴巴闲不住。尤其喜欢荤腥和油腻食物，好吃零食，喜欢喝水和饮料。可能已经出现了高胰岛素血症或胰岛素抵抗，也要注意排除糖尿病、甲亢等疾病，及近期高强度的体力活动等情况。

先兆二　贪睡赖床

睡觉特别香，已经睡了足够多的时间还想睡，不想起床。经常哈欠连天，没精神，得空就想眯一会儿，这也是多吃少动的后果，吃得太饱就容易犯困，睡得太多就容易胖，胖了就不愿动。但也要排除过于疲劳及某些特殊原因。

先兆三　变懒倦怠

一向比较勤快的人突然变懒了，什么都不想管不想做，遇事无精打采，或者自己感觉心有余而力不足；不想出门，站不住，就想坐着或者干脆躺着。假若不存在什么病痛，很有可能是发胖的预兆，也有可能已经出现了内分泌代谢问题。

先兆四　备感疲劳

与以前相比，干同样的活却备感疲劳，多活动几下就气喘吁吁，汗流浃背，乏力，整个人都感觉特累，细想想并没做什么，这是由于体内代谢下降或血脂异常等病理改变所致。

先兆五　怕动喜静

如平常比较喜欢运动，慢慢地却变了，不想动了，甚至感到参加运动是一种负担，对运动也提不起兴趣，比较偏爱安静地待着，这也可能是发胖的信号。

另外，还有一些比较特殊的先兆，主要针对女性和儿童：

⑴月经初潮较早者日后更容易发胖。11 岁以前初潮的女性与初潮较晚的女性相比，其体重平均要多 5 ～ 6 千克。

⑵如果从胎儿 8 个月大到出生后 1 岁半营养过度，以后成为小胖子的可能性也就较大。

⑶儿童 10 岁以内超重，成年后也往往是超重的。这就要提醒各位妈妈们，为孩子合理搭配饮食，有空多陪他们做户外活动，给孩子的未来打下一个健康的基础。

有些看起来不起眼或影响不大的身体改变也应引起人们

的注意：如没有原因的停经，月经不规律，皮肤色泽、弹性发生改变（如颈后发黑、腹部出现紫纹和弹力纹），时有时无的眼睑和下肢水肿，心情不畅等都是肥胖的先兆和体征。

你是一个“健康的胖子”吗

对于肥胖程度的判断人们往往以体重作为标准，但是这种方法不够科学。在医学上，衡量人体胖瘦程度常用的一个指标为体质指数（BMI）。一般来说，体质指数的数值越大，肥胖程度就越高。体质指数也有一定的局限性，它不能反映全身脂肪的分布情况。脂肪分布异常会导致很多代谢问题，有的人虽然体质指数超标，但其代谢指标却正常；反之，有的人虽然只是轻度超重，却可能存在代谢紊乱，这些都与脂肪分布有关。因此我们常把没有内分泌代谢异常的胖子称为“健康的胖子”。

除了要测量体质指数值之外，还应该测量腰围。腰围是判断脂肪在腹内积聚（又称内脏性肥胖和向心性肥胖、中心性肥胖）的最简单、最实用的指标。腹部积聚的脂肪越多，就意味着内脏中的脂肪含量越高，内脏器官出现代谢问题的风险就越高，因此，腰围值也是预测代谢综合征的有力指标。当男性腰围≥ 90 厘米、女性腰围≥ 85 厘米时，就已经步入了中心性肥胖，值得警惕。

随着医学理念的不断更新，2016 年的肥胖指南对于肥胖程度轻重的判断除了传统的体质指数、腰围之外，又增加了肥胖相关并发症和伴发病来判断肥胖的严重程度。

如果仅仅只是肥胖，还未出现任何并发症，即为轻度肥胖。

一旦出现并发症，都将归入1度肥胖和2度肥胖的行列，不再是“健康的胖子”了，需要就诊内分泌科并进行积极的干预了。

但即使是健康的胖子，如果不注意控制体重，迟早也会发展为病态肥胖，或由于体重增加导致关节损伤和代谢负担加重而引起一系列病态改变。

“病态肥胖”的十大信号

所谓“病态肥胖”，就是肥胖已经导致了内分泌或代谢功能的紊乱，产生了并发症，或肥胖的发生是由于某些原发疾病所致，减重有时可以消除病态肥胖，但有些情况下治疗原发病才是消除肥胖的根本手段。本文列举了临床常见的几种病态肥胖伴发症状，若出现这些情况，应引起注意，并及时诊治。

黑棘皮病

黑棘皮病主要表现为皮肤色素沉着、角质增生，严重时表现为天鹅绒状的疣状突起，使患者总有一种洗不干净的感觉，以颈后、腋下最为常见。真性黑棘皮病与遗传和恶性肿瘤有关，并不多见，而临床上常见的黑棘皮病多与过度肥胖有关，尤其是伴有内分泌紊乱的肥胖患者。黑棘皮的出现是病理的信号，它与高胰岛素血症有关，发展下去就会出现2型糖尿病、高血压以及脂质代谢紊乱等。女性多囊卵巢综合征常伴有颈后、腋下明显的色素沉着，有些患者还伴有其他的自身免疫性疾病。

紫　纹

紫纹的出现也是严重肥胖的一种表现，表现为腹部两侧、大腿内侧呈梭形、淡紫红色的条纹。这些患者还会出现满月脸、水牛背（颈后脂肪堆积）、将军肚（腹部脂肪堆积）。这些症状多是肥胖引起的继发性改变，说明已经出现了皮质醇增多，发展下去会引起骨质疏松、高血压、无力、低钾血症等。但有些患者可能是伴有垂体和肾上腺的病变所引起。所以，出现上述情况要明确诊断后方能对症下药。

男性乳房发育

男性乳房发育分生理性、病理性两种，儿童在青春发育期或老年男性可出现一过性的单侧或双侧乳房发育，多可自行恢复，严重者出现疼痛或影响美观的，可选择手术治疗。某些肥胖儿童由于肥胖引起的内分泌紊乱、雌雄激素比例失调会出现乳房发育和性腺发育不良、男性女性化的异常改变，尤其在饮食不节制、喜食油炸食品和高碳酸饮料的患儿中更容易出现。此时，养成良好的饮食习惯和减轻体重是最好的治疗方法。有些遗传性疾病如肥胖生殖无能综合征，也可出现乳房发育并伴有其他发育畸形。

女性月经紊乱

正常的月经周期是女性神经内分泌功能正常的信号灯，对育龄期女性出现的闭经、绝经和月经失调等症状，一定要加以重视。正常月经的维持受许多因素影响，如精神状态、生活环境和疾病以及药物影响。所以，出现月经失调一定要先找原因再治疗，肥胖本身和减重治疗都会引起月经失调，正常的脂肪含量对于维持女性雌激素的作用必不可少。因此，科学减肥、正规治疗是肥胖治疗的原则。肥胖伴停经在年轻女性最常见的为多囊卵巢综合征和高泌乳素血症，如出现泌乳、头痛、胸闷等症状，应及时检查和治疗。

睡眠呼吸暂停综合征

过度肥胖可造成肺的功能性和器质性损害，脂肪过度堆积引起肺扩张受限，氧交换降低，长此以往易致低氧血症，最终会发生白天嗜睡、夜间睡眠不良，称之为肥胖通气不足综合征。严重者出现睡眠呼吸暂停，暂停持续10秒以上，每夜发作数十次，长此以往会导致脑缺血、缺氧，影响大脑功能，出现注意力不集中、记忆力减退等症状，最终出现慢性肺功能和心功能衰竭等并发症，所以又称为睡眠呼吸暂停综合征。

儿童时期肥胖如出现较严重的打鼾，应该引起家长的重视。长期发展下去，会影响到儿童的生长发育和智力水平。

脂肪肝

约60%的肥胖患者可出现肝细胞脂肪变。大部分患者无症状，严重者体检发现肝肿大，B超检查可见明显脂肪浸润，肝功能检查出现转氨酶升高等异常。若按肝炎治疗反而适得其反，减轻体重可使肝脏功能恢复正常。

尤其令人担忧的是，儿童期肥胖程度与脂肪肝患病率之间有直接关系，脂肪肝是肥胖的进展期，应及时终止其进一步发展，否则有1/3的患者可能出现肝细胞坏死性炎细胞浸润及肝纤维化。

腰围增粗

腰围增粗也是病态肥胖的一种信号，有些体重正常的患者仅仅表现为腰围增粗，也会出现肥胖并发症，如糖尿病、血脂异常和冠心病等。这是由于腰围与代谢紊乱有明显的关系，中国人男性腰围≥90厘米、女性腰围≥85厘米就要引起警惕，我们常称之为“甘油三酯腰”或“内脏性肥胖”，其病理基础为胰岛素抵抗。

食欲异常

有些肥胖儿童出现食欲异常亢进，总有吃不饱的感觉，家长总认为胃口好不是什么坏事情。其实不然，食欲异常有时是下丘脑综合征和胰岛素瘤的表现，下丘脑饱食中枢功能失调和摄食中枢功能亢进均可引起进食无度的现象，如伴有体温异常、植物神经功能紊乱的表现，应引起重视。胰岛素瘤患者可表现为大量、反复进食，还会伴有心慌、出汗、头晕等症状。严重肥胖的患者出现继发性高胰岛素血症和糖耐量异常也会出现上述症状，感觉天天吃不饱，刚吃过饭就饿，越吃越饿，出现这些情况往往需要到医院治疗才能解决问题。

皮肤发黄，眼睑水肿

临床上以女性多见，多发生在分娩后女性或绝经期前后女性肥胖患者，表现为体重越来越重，全身无力，胸闷气急，眼皮肿胀和手脚僵硬，以为是肥胖引起，其实往往是产后甲状腺炎、慢性淋巴细胞性甲状腺炎引起的甲状腺功能减退所致。甲减引起的体重增加多是水钠潴留、黏蛋白增多所致。若儿童患甲减可伴有明显的生长发育障碍和智力障碍，就是我们常说的呆小病。成年型甲减主要表现为黏液性水肿。

由于代谢障碍引起胡萝卜素和胆固醇增多，表现为全身皮肤呈橘黄色且无光泽，尤其以掌心较为明显，是甲减的一个重要特征。育龄期女性发病多导致不育和流产，老年发病多引起心功能不全，所以要积极处理，补充甲状腺素后可获得明显的效果。

多　毛

儿童多毛伴肥胖多为先天性遗传性疾病或性腺异常所致，家长尤其应引起重视，如果伴有性早熟和骨骼异常切莫放松警惕，需要去正规医院进行染色体和内分泌腺体的系统检查。年轻女性伴有多毛肥胖、月经失调以及婚后不孕或习惯性流产，大多由多囊卵巢综合征引起，主要表现为雄激素升高和胰岛素抵抗，可通过药物治疗加以纠正。30岁以上女性或绝经后女性出现肥胖、多毛或伴有高血压、糖尿病，应排除内分泌轴功能失调引起的肾上腺皮质增生或腺瘤，严重者需手术治疗。60岁以上老年女性出现多毛、肥胖和女性男性化，与间脑组织和脑室、颅骨退行性改变及内分泌系统、脂质代谢紊乱有关，均需要及时去医院诊治。

如何识别病态肥胖

经常有人会抱怨“我又胖了”“我是不是太胖了”。肥胖症是一个医学概念，有专门的标准来定义肥胖。简单的计算方法是：标准体重（千克）= 身高（厘米）－105，这个公式可以粗略的估计一下你是否超重了。

更为精确的方法是，医学上通常用体质指数（BMI）来衡量人体胖瘦程度。其使用方法是体重千克数除以身高米数平方［体重（千克）/ 身高（米）^{2}］得出的数值。

世界卫生组织认为对于18～65岁的成人来说：

BMI　18.5～24.9　　正常

BMI　25～30　　超重

BMI　＞30　　肥胖

对于中国人群，标准有所不同：

BMI　18.9～23.9　　正常

BMI　24～28　　超重

BMI　＞28　　肥胖

在评估肥胖危害的时候，临床上以腰围及脂肪分布、内脏脂肪分布来进一步判断肥胖的程度和危害，即我们常听到的周围性肥胖和腹型肥胖（内脏型肥胖）的概念。

提到肥胖，有人认为这是一个纯粹的物理学问题，吃得太多、消耗得太少就会发胖。在内分泌科医生看来，问题并没有这么简单。吃得多、动得少并不是导致肥胖的唯一原因，基因、环境及生活方式均可导致肥胖的发生，临床上常见的肥胖多由于内分泌代谢异常所致，我们常称之为“病态肥胖”。

如果体质指数超过 24，合理控制饮食、加强运动后仍没有改善，应及时去医院做一次全面评估，及早发现可能存在的肥胖诱因和外在因素。医学干预要对症下药，有的放矢。

腰围——判断肥胖的标尺

肥胖与多种疾病密切关联，如心血管疾病、脂肪肝、糖尿病、肿瘤以及代谢综合征。肥胖已经成为流行病，成为继心脑血管疾病、肿瘤之后的重要死因，美国肥胖患病率已超过 50%，我国的肥胖趋势更不容乐观。专家们一致认为，在代谢紊乱方面，亚洲人的肥胖更容易出现代谢综合征。

医学上诊断肥胖一直是沿用体质指数（BMI）为统一标准，然而体质指数对判断肥胖的危害并不全面，无法区别皮下脂肪和内脏脂肪（容易引起代谢异常和心血管事件）。科学家发现，腰围与体质指数对于肥胖的危险因素以及并发症的判断具有同等重要的价值，甚至优于体质指数对心脑血管疾病的预测。研究认为，体重不同而腰围相同的肥胖患者，并发心血管疾病、高血压、血脂异常、糖尿病以及代谢综合征的概率基本相同。也就是说，在两个体重不同的人群中，如果腰围相似，那他们就存在同样的发病危险性。因此，腰围可以作为一种判断危险因素的指标。

腰围增加的肥胖，称为向心性肥胖、中心性肥胖或内脏型肥胖，与胰岛素抵抗密切相关，而胰岛素抵抗是内分泌代谢紊乱的基础和土壤，所以说，控制腰围是预防肥胖及其并发症的关键。对于关注自己身体健康的人来说，经常测量腰围，可以及时发现危险信号，将不健康的因素和不合理的行为改正过来，防患于未然。

腰围标准，专家建议女性应控制在85厘米（2尺5寸5）以下，男性为90厘米（2尺7寸）以下，若超过上述标准就要警惕危险因素的发生。

你也可以对照以下标准，判断自己与肥胖相关的危险因素：

危险因素	腰围（厘米）	
	女性	男性
空腹血糖受损	＜70	＜80
糖耐量减低	70～89	80～99
糖尿病	90～109	100～120

如果已具有较高的危险因素，并伴有其他代谢疾病或有代谢异常家族史，应及时就医，及早预防或治疗。

另一项比较简单的指标为腰围/臀围（又称腰臀比）。通常，腰围大于臀围的肥胖患者代谢紊乱的发生率远远高于腰围小于臀围的患者，甚至在非肥胖的人群中，如果腰围超过臀围危险性也会急剧升高。而且，随着腰臀比的增加，血糖也会逐渐上升，因此，腰围增大、腰臀比升高是患糖尿病的危险信号。所以，维持正常的腰臀比（<0.9）很重要，当腰臀比超过 1.0 时 就要引起充分的重视，各种疾病将会不期而至。

预防肥胖其实很简单，经常量量腰围、臀围，发现问题及时解决，生活就会安宁，生活质量就会提高。

小贴士：测量腰围、臀围的正确方法

腰　围　晨起空腹，直立，双脚分开 25 ~ 30 厘米，保持呼吸平稳，在水平位髂前上嵴和第 12 肋下缘连线的中点，软尺紧贴皮肤，水平绕一周。或将软尺经脐上 0.5 ~ 1 厘米处水平绕一周，若严重肥胖患者可选腰部最粗处水平绕一周。在家也可选用更简便的方法，即水平绕脐一周作为腰围。

臀　围　将皮尺水平放在髋部左右大转子骨的尖端，绕臀一周所测得的数值即为臀围。或绕臀最宽处一周。

肥胖的并发症

世界卫生组织称，每年约有 340 万名成年人死于肥胖导致的慢性病，肥胖症使预期寿命平均减少 6 ～ 7 年，其中严重肥胖症（BMI > 40）使男性预期寿命减少 20 年，女性减少 5 年。肥胖可以导致一系列并发症和相关疾病，进而影响人们的寿命或者导致生活质量下降。2016 年美国内分泌医师学会（AACE）和美国内分泌学会（ACE）联合发布了《肥胖患者综合管理临床实践指南》，其中就介绍了超重和肥胖患者的常见并发症。

代谢综合征　高血糖、血脂异常、高血压等。

糖尿病前期　这是介于正常人和糖尿病之间的一个状态，

此时糖调节已经受损，它包括空腹血糖受损和葡萄糖耐量减退。

2型糖尿病　肥胖患者胰岛素敏感性降低，胰岛细胞需要分泌更多的胰岛素来控制血糖，长此以往，超负荷工作的胰岛细胞出现功能衰竭，从而患上糖尿病。

血脂异常　血脂异常是多种疾病的危险因素，如冠心病、动脉粥样硬化等。肥胖患者的血脂异常多表现为高甘油三酯、高低密度脂蛋白胆固醇以及低高密度脂蛋白胆固醇。腹型肥胖比普通人更容易出现血脂异常。

高血压肥胖患者由于体内脂肪组织大量堆积，血液循环量相应增加，心脏必须跳得“更有劲”，才能保证外周组织的血液供应。再加上肥胖患者往往存在一定程度的水钠潴留，这又会进一步加重高血压。

非酒精性脂肪肝(NAFLD)　据全球流行病学调查结果显示，肥胖人群中非酒精性脂肪肝发病率达75%。脂肪肝会影响糖类、脂肪及蛋白质三大物质代谢，从而促进血脂异常、糖尿病及心脑血管疾病的发生，进一步影响患者的寿命。脂肪肝如果不加以控制，很有可能会发展成为肝炎，甚至肝硬化，从而演变为肝癌。

多囊卵巢综合征(PCOS)　多囊卵巢综合征和肥胖密切相关，一项对多囊卵巢综合征患者的回顾性研究表明，肥胖或超重占67%，肥胖患者与非肥胖患者相比有更加严重的内分泌代谢紊乱。肥胖可以加重多囊卵巢综合征症状，反过来多囊卵巢综合征又会促进脂肪沉积，形成恶性循环。要打破这一恶性循环，必须从减轻体重入手。

女性不孕症　正常月经和生殖功能需要足够的脂肪储存量，但是体重过高和过低都会使生育能力下降。科学家研究发现，肥胖尤其是“向心性”肥胖，易导致胰岛素抵抗和高胰岛素血症。胰岛素抵抗可以通过多种机制引起高雄激素血症，影响卵泡的生长和发育。除此之外，肥胖症患者存在的瘦素抵抗也会导致肥胖妇女生育能力下降。总而言之肥胖对生育能力影响很大，可以导致月经失调、无排卵、不孕、流产、妊娠结局不良等。

男性性腺功能减退　肥胖会降低男性睾酮的分泌，从而降低精子的数量和质量，导致少精症、精子的活动力下降，影响男性生殖能力。此外，肥胖还会导致男性性欲减退、勃起障碍。这些因素共同的作用，削弱了肥胖男性的生育能力。

阻塞性睡眠呼吸暂停综合征　肥胖患者多有咽壁肥厚、软腭肥大、悬雍垂粗大、舌体增宽、咽腔狭小，故睡眠时候容易咽肌松弛、软腭塌陷、舌体后坠，使气道受阻、呼吸不畅而发生鼾声，严重者可出现呼吸困难，导致睡眠呼吸暂停综合征。

哮喘/反应性气道疾病　肥胖与哮喘有明确的关联性。哮喘的一个主要特点是气道炎症，而许多研究表明，肥胖可以通过炎症机制引起或加重哮喘。

骨关节炎　肥胖可能引起的骨关节疾病，主要是骨性关节炎、糖尿病性骨关节病和痛风性骨关节病三种，其中发生最多、危害最大的是骨性关节炎。体重增加使关节磨损或撕裂而导致疼痛，影响肢体活动。肥胖患者骨性关节炎主要影响膝关节，其次可影响髋关节及手指关节等。

压力性尿失禁　肥胖是尿失禁的常见致病因素之一，肥胖患者增加的腹腔脂肪向下挤压盆底组织，使盆底的肌肉、神经和其他结构长期受到应力和牵拉作用而变弱，导致排尿自控能力下降，尿液不自主地流出。

胃食管反流病　这种疾病简单来说，就是吃到胃里的东西被反流到食管中，从而产生很多不适，降低生活质量。肥胖患者食量多较大，食物堆积在胃囊里增加胃压。研究发现，肥胖或体重超标的人在用餐后，胃食管压力较常人高出1倍，食管括约肌松弛次数也较多，容易出现胃酸反流。

抑郁症　肥胖患者通常对外表不满意，容易出现自卑、抑郁、焦虑等心理障碍，使日常活动和社交活动受限，甚至有社交恐惧，拒绝与社会接触，从而影响其生活质量。

肥胖有害“性”福

性功能障碍是肥胖并发症之一。

肥胖是一个绝对不健康的培养基，滋生了血脂异常、糖尿病、高血压、冠心病等危害人类健康、影响人们生活质量的疾病。肥胖与糖尿病、肥胖与高血压冠心病、肥胖与代谢综合征等问题已深入人心，而肥胖与男性性功能障碍、肥胖与女性月经不调等直接损害人们生活质量的一些问题还没有引起足够的重视。有这样一幅经典漫画：一个大胖子到药店买“奥利司他”，药店伙计问他为何要买减肥药？他回答是为了检验一下“伟哥”（万艾可，一种治疗男性勃起功能障碍的特效药物）的效果。这幅漫画在令人捧腹大笑之余，确实从另一个侧面反映了肥胖不仅可引起性功能障碍，而且还可以导致性行为的无法实施。

目前，肥胖对男女性功能的影响，已逐渐引起国内外专家和学者的关注。肥胖患者出现性功能障碍的主要原因，是脂肪细胞可以将雄激素转化为雌激素，导致体内雌激素过多，引起男性女性化、男性乳房发育。男性肥胖程度越重，雄激素水平越低。

肥胖对男性性功能的影响是多方面的，在儿童期就可以影响到儿童的性发育，包括性腺发育、外生殖器发育延迟等。门诊诊疗中经常可以见到肥胖儿童出现第二性征发育延迟，男性乳房发育，体态、言语女性化。中年肥胖男性可出现男性女性化。勃起功能障碍是肥胖男性较常见的症状，尤其在伴有高血压、糖尿病的男性患者，患病率高达60%以上。在重度肥胖者中，可出现垂体促性腺激素的释放减少，而这一变化可以通过体重减轻逆转之。另外，肥胖者出现瘦素抵抗，对男性的性发育、精子的形成也产生一定的影响，对后代也是一个不利的因素。据研究证实，肥胖患者的血管内皮细胞功能减弱，一氧化氮（NO）产生减少，可导致血管舒缩功能障碍，继而发生勃起功能障碍（ED）。另一方面，脂肪组织增多、肌肉减少，对性生活的质量将会产生严重的影响，尤其是腹型肥胖的患者更加深受其害。

控制肥胖对男性性功能障碍、性生活困难的患者会带来意外的收获，使他们重新树立生活的勇气，享受生活带给他们的乐趣。在肥胖引起的性腺发育障碍和性激素缺乏引起的患者中，补充一定量的性激素可产生明显的效果。对于勃起功能障碍患者，“减肥＋万艾可”治疗可提高患者的生活质量，重拾生活的勇气。

女性肥胖与月经失调

月经失调是肥胖并发症之二。

经常有许多年轻女性到内分泌科门诊就医，主诉不孕、月经紊乱、闭经或内分泌失调，检查发现罪魁祸首竟然是体重增加、过度肥胖或减肥不当。

女性代谢率较男性低，因此，进食同样热量的食物，女性比男性的能量储存更多，而且脂肪合成的能力也比男性强。换句话说，就是女性比男性更容易肥胖。

肥胖导致月经不调的原因有很多，主要还是因为脂肪含量增加，导致雄激素生成增加。而且，肥胖女性常存在瘦素抵抗和胰岛素抵抗，胰岛素抵抗可使脂肪合成进一步增加，而瘦素抵抗可导致女性月经失调、不排卵、不孕，而且肥胖女性的雌激素代谢与正常体重女性又有不同，常出现高雌激素血症和高雄激素血症，导致月经周期紊乱和生殖系统功能紊乱。

女性肥胖伴月经失调最常见的病因就是多囊卵巢综合征，主要表现为肥胖、多毛、高雄激素血症，同时，该病与高胰岛素血症也有明显关联。B 超检查可发现双侧或单侧卵巢囊性改变，常表现为肥胖在前，停经在后，进而肥胖进一步加重，且以腹型肥胖为主。所以，控制肥胖对于多囊卵巢综合征的治疗非常重要，减重治疗后可以使月经恢复。对于闭经的患者，要在生活方式改变的同时，采用药物干预治疗，如奥利司他治疗腹型肥胖，二甲双胍改善胰岛素抵抗，同时根据需要应用促进排卵的药物。即使怀孕后，也应该继续控制体重，防止发生流产。胰岛素增敏剂如罗格列酮、吡格列酮等对于多囊卵巢综合征的治疗也有较好的效果，应在医生指导下合理选用。对于伴有雄激素增高，出现胡须、腿部多毛的患者可选用雄激素拮抗剂治疗。甲状腺激素缺乏也可以引起女性肥胖和停经，诊断明确后，适当补充甲状腺素会收到明显的效果。

在这里有必要提醒女性患者，不要忽视月经周期的改变，它是身体健康和内分泌协调的“卫士”和“通讯员”，留心观察往往可以防患于未然。它可以及时提醒我们注意内分泌系统的功能是否正常，以便早发现、早解决存在的问题。

还要忠告那些爱美想减肥或正在减肥的年轻女性，减肥治疗应该到正规医院或专业的减肥机构，切不可自行购买减肥药物随意应用。因为脂肪组织对于女性内分泌平衡和生育是必需的，有些药物对内分泌系统有一定的影响，经常有人在减肥后出现月经失调、妊娠后流产、肠功能紊乱，甚至长期腹泻。

体重减得过快，也是一种不科学的行为，它可以刺激脂肪细胞增生活跃，导致体重快速反弹。有些广告声称“三日瘦身，一月达标”，这是不负责任的说法，决不可轻信。正确的减肥策略应该是循序渐进，稳步下降，6 ～ 12 个月内减去现有体重 5% ～ 10% 为宜。

“鼾声如雷”藏隐患

睡眠呼吸暂停综合征是肥胖并发症之三。

“心宽体胖”的老李，这半年来经常觉得疲乏倦累，整天哈欠连天，吃饭也不香了，家人怕他得了什么病，催他赶快去医院查查。结果花了时间花了钱也没查出什么病来，就是肥胖加血脂偏高一些。内科医生建议他去看看肥胖专科门诊。

老李在夫人陪伴下来到肥胖门诊，又把自己的病症诉说了一遍，医生详细询问他的身高、体重、饮食、睡眠情况，一旁的夫人抢先说，身高 175 厘米，体重 95 千克，吃喝如虎，睡觉鼾声如雷，吵死人了……医生通过分析病史，结合相关检查，诊断很快出来了——肥胖导致的睡眠呼吸暂停综合征。

什么叫睡眠呼吸暂停综合征？老李两口子第一回听说。医生解释说，睡眠呼吸暂停综合征是肥胖病患者常见的一种并发症，也称为肥胖性心肺功能不全或匹克威克（Pickwickian）综合征，指睡眠时呼吸间隔超过 10 秒以上，打鼾与呼吸暂停交替出现，有时呼吸暂停时间可达到 2 ～ 3 分钟，每夜发作数次。长此以往，导致睡眠质量下降，脑部缺氧，判断能力、记忆力下降，易疲倦，晚上难以深睡，白天经常打瞌睡，最后发展为高血压、肺动脉高压、心功能衰竭，低氧血症和高碳酸血症。有资料表明，每夜呼吸暂停次数超过 20 次者，10 年死亡率可达到 30% 以上。

睡眠呼吸暂停综合征可由多种因素引起，但大多与肥胖有关，60% 以上的肥胖患者患有程度不等的睡眠呼吸暂停综合征。而且体质指数越大，病情越严重，半数以上的肥胖人群存在夜间习惯性的打鼾。

发生这种并发症的主要原因是颈部脂肪过多堆积，气道松软，舌根后坠，导致打鼾和呼吸暂停。同时肥胖患者体重增加，肺壁顺应性下降，肺通气不足，最后出现高碳酸血症和低氧血症。伴有高血压的肥胖患者，病情可进一步加重，导致肺动脉高压、心功能衰竭等。

减重治疗是治疗睡眠呼吸暂停综合征的基本措施，同时应避免饮酒和服用镇静剂。体重减轻 10%，血氧饱和度可提高 5%，症状可明显改善。必要时可进行手术治疗，防止病情的进一步发展。减少呼吸暂停次数，也可明显降低死亡率。

老李夫妇听了医生一番话，大梦方觉，表示一定遵照医生的话做，回家去努力减肥。

血脂异常后患多

血脂异常是肥胖并发症之四。

越来越多的人知道“一胖生百病”，也许你还不知道肥胖首当其冲的就是引起血脂异常。所谓血脂异常，又称血脂紊乱、高脂血症、高血脂，也就是老百姓俗话说的“血里面油太多了”！

我们称肥胖和血脂异常是“一对狐朋狗友”，两者相互依存，共同危害人们的健康。血脂异常又包括高胆固醇血症、高甘油三酯血症等，大多数情况下患者表现为血清胆固醇和甘油三酯均升高，称之为混合性血脂异常。脂质代谢的紊乱除遗传性因素外，还和不合理的饮食和不健康的生活方式有关，尤其在男性患者中更是如此。血脂异常可引起脂肪肝、动脉粥样硬化、冠心病等一系列慢性疾病，影响生活质量，增加死亡率。因此，代谢综合征把肥胖和高甘油三酯血症共同列为代谢紊乱的病因，需要同时处理。

在临床工作中我们发现，肥胖人群中患血脂异常者可达40%，重度肥胖患者中可达到70%以上。肥胖导致血脂异常的原因主要是由于肥胖引起的胰岛素抵抗，脂肪细胞肥大使胰岛素受体相对减少，胰岛素敏感性降低，肝脏对脂肪的清除能力严重下降。更为可怕的是，在肥胖的同时，具有脂质清除能力的高密度脂蛋白胆固醇（HDL-C）含量也明显减少，高密度脂蛋白胆固醇下降是冠心病和脑血管疾病的独立危险因素。也就是说，即使没有血清胆固醇和甘油三酯升高，单纯血高密度脂蛋白胆固醇低于正常（＜0.9毫摩／升），冠心病和脑血管疾病的发病率就会明显高于正常人，而且心肌梗死发生率及心肌梗死后死亡率也远远高于正常人。

治疗肥胖引起的血脂异常，首要的就是减轻体重。减重治疗首先消除了脂代谢紊乱的土壤，消灭了血脂异常的大本营，体重减轻可以使血脂下降，脂肪肝改善，由血脂异常和脂肪肝引起的肝功能异常也会大大改善。严重的肥胖和伴有血脂异常的患者，要进行严格的饮食控制，限制脂肪的摄入，同时要戒烟戒酒，加强运动，必要时选择适当的调脂药物进行治疗，会收到良好的效果。

在这里提醒肥胖患者尤其是中老年人，要定期到医院进行体检，检查肝肾功能、血脂、血糖，如发现异常需及时系统治疗，切莫姑息养奸，酿成后患。肥胖人群是冠心病、高血压、糖尿病的高危人群，国家血脂控制委员会提出的标准是：

胆固醇＜ 5.8 毫摩 / 升

甘油三酯＜ 1.7 毫摩 / 升

高密度脂蛋白胆固醇＞ 0.9 毫摩 / 升

低密度脂蛋白胆固醇＜ 3.6 毫摩 / 升

减重药物奥利司他在减轻体重的同时，可以降低血胆固醇，并可以改善血脂异常引起的脂肪肝症状，适用于肥胖伴有血脂异常的患者。对于以血胆固醇升高为主的患者，宜选用他汀类调脂药物为主，如阿托伐他汀、辛伐他汀、普伐他汀和瑞舒伐他汀等。对于以血甘油三酯升高为主的患者，宜选用贝特类降脂药物，如非诺贝特、苯扎贝特和吉非罗齐等，烟酸类药物也可选用。某些中药制剂如血脂康等对降脂也有较好的疗效。

日常生活中，应鼓励患者少吃含油脂高的食物，如肥肉、油炸食品等，多进食具有降脂效果的水果和蔬菜，如山楂、葡萄、芹菜、萝卜等，适量喝些绿茶、咖啡，既可以降低血脂，又可以减轻体重。

如何“减肥”

减肥是个永恒的主题。无论你是出于爱美，还是出于健康考虑，减去多余的体重势在必行。那么如何科学、快乐的减肥呢？我们先回顾一下人类的减肥历程。

1863年，威廉·班廷提出了节食减肥，但是一味地强调“节食”会导致内分泌失调，女性会出现月经不调，男性出现精神委靡，更为严重者会出现“厌食症”。大家还记得《昨日重现》（yesterday once more）的优美旋律吗？演唱这首歌的美国著名歌手卡伦·卡彭特就是因为过度节食造成营养失调，死于厌食症。

20世纪60年代，化学的进步为怕胖的人提供了很多甜味替代品，让人们可以尽情享受甜点而不用担心摄入大量热量，比如人造糖精，但是后来因为可能引发膀胱癌而退出市场。1972年，美国阿金斯博士建议，想减肥的人不吃或极少吃碳水化合物敞开吃肉。尽管这种方法当时非常流行，但近来的研究表明这种做法使得人们内脏脂肪含量增加，其危害比想象的要大很多。

科学健康的减肥方式非常重要，这里和大家一起分享科学的减肥方法。

制定科学的饮食计划　早餐吃饱并富有营养，中餐吃得丰富点，晚餐少吃点。注意计算饮食热量，控制一天摄入食物的总热量，合理分配到一日三餐中。

制定科学的锻炼计划　每周坚持运动5～6次，每次至少30分钟，可以选择慢跑、健身操、跳绳、快走、瑜伽等。

辅以药物、中医治疗　比如脂肪酶抑制剂、中医针灸对减肥都有一定的帮助，但是千万不要轻信市面上减肥假药，

容易损伤肝脏和肾脏。

减重代谢手术　重度肥胖患者，若体质指数（BMI）＞32.5，或伴有糖尿病、体质指数＜32.5的肥胖患者选择减重代谢手术，应由医生评估决定。

肥胖的治疗

肥胖的治疗不是一个简单的问题，短期内体重快速下降并不可取，且往往具有欺骗性，科学的减重需要先调节身体的内环境，如激素分泌异常和炎症因子升高。比如说改变生活方式，不单纯是吃的问题，吃得多、动得少并不是导致肥胖的唯一原因，基因、环境及生活方式均可导致肥胖的发生，临床上常见的肥胖多由于内分泌代谢异常所致，称之为病态肥胖，药物和手术治疗则是针对病态肥胖的最后手段。

因此，如果体质指数（BMI）＞24，适当控制饮食、加强运动后仍没有改善，应及时去医院做一次全面评估，及早发现可能存在的肥胖诱因和外在因素。

医学干预要对症下药，有的放矢。新近上市的GLP-1受体激动剂，是一种新型的降糖、减重药物，具有良好的市场应用前景，它具有降低血糖，且不易引起低血糖，同时又具有长期降低体重的双重优势，作用靶点较多，如抑制食欲中枢、调节胃肠动力、调节肠道菌群的作用，作为一种处方药物必须在医师指导下应用。

减重手术现在越来越显示出其优势，对于严重的肥胖、致死性肥胖、食欲旺盛、胃肠功能失调、难以坚持运动，且伴有代谢紊乱的重度肥胖人群，在生活方式调整和药物干预无法收到满意效果时，可考虑接受微创减重手术来达到减重的长期效果。作为减重手术术式之一的胃袖状切除术是一种非常安全、不良反应少的减重手术。

不同人群的减肥策略

有关减肥的药物和减肥治疗方法层出不穷，五花八门，让人陷入一种眼花缭乱、无所适从的地步。经常听到有人减肥不成，反而体力下降、周身不适，甚至危及生命。

其实，减肥是一种科学行为，不同的人群应采取不同的减肥策略及治疗措施，这样才能既减体重又保健康。

儿童肥胖的减肥策略

儿童肥胖的发生部分是由于遗传因素所致，但更多的还是由于不健康的饮食、生活习惯所致。洋快餐的盛行，电脑、游戏机、手机的普及，在很大程度上导致了目前儿童的肥胖。研究表明，少年肥胖与成年后肥胖及肥胖并发症的发生有密切关系。所以，控制儿童肥胖可以防患于未然。美国、我国香港特区等还制定了针对儿童肥胖的治疗和预防方案。

儿童肥胖治疗着重点应放在控制体重的继续超常增加上。教育家长和儿童养成合理的饮食习惯，既要保证营养成分合理、热量适中，又要避免过多进食高热量、高脂肪、高碳水化合物的食品（尤其是快餐食品、煎炸小食品）。鼓励儿童不偏食，多进食优质蛋白（如乳类、海产品）和富含维生素、多纤维食品，改掉吃零食、喝甜饮料（或高碳酸饮料）的习惯。

造成儿童肥胖的另一个主要原因是活动太少。建议孩子的父母多带孩子进行一些户外活动，鼓励孩子之间的互相来往和玩耍。对于学龄儿童，学校和家长有责任安排孩子合理的运动时间。对于肥胖的儿童，相对来说更不爱活动，所以应有意识地安排一些体力活动，如在校多参加体育活动，在家多做家务活，上学尽量步行，上楼不乘电梯，饭后和学习一段时间后做些健身活动等。开始的时候，需要大人监督，养成习惯后就可以坚持下来了。

儿童肥胖不主张药物治疗，除非严重的肥胖，并出现脂质代谢、糖代谢紊乱的肥胖患儿，可适当考虑应用一些食欲抑制剂或双胍类药物。伴有甲状腺功能低下的儿童可应用少量的甲状腺素。脂肪酶抑制剂奥利司他在国外正在进行儿童用药的临床研究，但在国内仍不能用于16岁以下人群。

老年肥胖的减肥策略

俗话说“有钱难买老来瘦”，这从另一个侧面说明老年肥胖对健康不利。研究发现，老年肥胖人群中糖尿病、高血压、心脑血管疾病、痛风、关节炎等疾病的发病率明显高于非肥胖老年人，而且心肌梗死、脑卒中（俗称中风）等发病后的死亡率也显著增高。

老年人肥胖的原因有很多，如老年女性绝经后肥胖，孤寡老人因抑郁、饮食过度、不活动导致肥胖。

老年性肥胖的治疗原则也要强调饮食合理搭配、适当运动（如散步、爬楼梯等）。鼓励老年人养成多喝茶水的习惯，可少量饮酒（干红、啤酒）。老年肥胖者应用减肥药时要慎重，避免应用抑制中枢神经、影响心血管的减肥药物。可选用脂肪酶抑制剂或双胍类的药物，对控制肥胖和其他代谢异常有一定的作用。

对于老年肥胖患者减重治疗要恰当，不能过度。过快减轻体重会引起其他问题。研究发现，老年患者一定的脂肪储存对重危病的应激抵抗，如心肺腹部保健、老年性骨质疏松等都有一定的保护作用。

男性肥胖的减肥策略

与女性肥胖相比，男性肥胖危害更大，却远远没有引起足够的重视。大腹便便、“将军肚（老板肚）”往往被认为是成功男人的标志，“富态”的表现，岂不知正是这种肥胖对健康的危害最大，引发的疾病也最多。

临床上常将肥胖分为两种，一种为均匀性肥胖，以胸、腹、臀和四肢的肥胖为主，也称为梨型肥胖。男性肥胖多表现为腰围增粗（超过 90 厘米），内脏脂肪增多，称为腹型肥胖、内脏性肥胖，也称为苹果型肥胖。这种肥胖的实质是内脏脂肪的增多，多由胰岛素抵抗引起。在这些人群中血脂异常、高血糖、高血压、心脏病的发病明显增加。所以，对于腹型肥胖的中年人，最好到医院进行全面体检，及时发现问题，及时处理。

代谢综合征是近年提出的以糖耐量异常伴有肥胖或高血压、高甘油三酯一类的代谢紊乱，其发生与饮食、生活不规律有关。此类代谢紊乱通过减轻体重，改变饮食结构和生活方式是可以逆转的，因此，减轻体重是治疗代谢综合征的一个重要步骤，戒烟、限酒是对该类患者的最基本要求。在饮食和运动控制的基础上，可选用脂肪酶抑制剂类药物，减少患者的脂肪摄入，缩小腹围，改善胰岛素抵抗状态。

出现糖代谢异常和脂代谢异常的患者，应及时应用二甲双胍、胰岛素增敏剂和降脂药物，可以减少或避免并发症的发生。肥胖伴有顽固性高血压、脂肪肝（肝功能异常）的患者，通过减轻体重就可以使血压、肝功能恢复正常。研究显示，体重 90 千克的人只要减重 9 千克，即其体重的 10%，就可大大降低患心脏病、糖尿病等疾病的概率。严重肥胖并出现代谢综合征的患者，可考虑手术治疗，如胃减容术。

女性肥胖的减肥策略

相对来说，女性人群中减肥治疗存在误区多，如靠节食减肥，以为越瘦越美、过度运动等，因此易产生厌食症、内分泌紊乱、月经失调、营养不良等女性特有的减肥并发症。

从生理角度讲，女性身体中的脂肪比男性多，分布部位与男性也不一样。现代医学认为，脂肪组织是一个重要的内分泌器官，它可以分泌许多人体必需的激素，如瘦素等，这些激素对人体发育，尤其是对女性生育等生理活动具有重要的作用。所以女性的体质指数（BMI）在 19 ～ 23 为理想体重，脂肪分布均匀。

女性肥胖的治疗，首先应鼓励正常进食、合理运动。多进食乳类和豆制品更有益处，因为豆制品中含有植物雌激素，可以补充因年龄增长引起的雌激素缺乏并改善相关症状。对于食欲亢进，爱吃零食的肥胖女性，以及腹部和臀部脂肪蓄积过多，且患有高血压、心脏疾患或精神疾患的肥胖患者，可考虑选用脂肪酶抑制剂、双胍类药物抑制脂肪吸收，效果良好。有些中年女性由于雌激素缺乏和绝经，也可以引起肥胖和水钠潴留，可适当加用少量利尿药物减轻水肿，并采用激素替代疗法，也可以减轻体重。部分女性患者由于妊娠或自身免疫引起甲状腺功能减退，也可以引起体重增加和肥胖，可以适当补充甲状腺素解除症状，同时达到控制体重的目的。对于食欲亢进的肥胖女性，可应用食欲抑制剂，个别超级肥胖（BMI ＞ 32.5）的女性可考虑选择微创减重代谢手术。

为什么喝水都长胖

“我为什么喝水都长胖？”这是千千万万个胖子共同的烦恼和困惑。

为了探求答案，首先得问自己一些问题：我吃的比别人多吗？我的活动量比别人少吗？我的爸爸妈妈兄弟姐妹和我一样胖吗？如果答案是否定的，那么你需要做的第一件事是去医院寻求一些专业帮助，排除一些疾病引起的肥胖，又称为继发性肥胖。

继发性肥胖是由内分泌疾病或代谢障碍性疾病引起的一类特殊类型的肥胖，占肥胖人口的 1% ～ 5%。下丘脑、垂体、甲状腺、肾上腺和性腺疾病都可能导致继发性肥胖，成人以库欣综合征和甲状腺功能低下最为多见。这样的肥胖症患者，由于体内激素分泌和作用缺陷导致了机体代谢异常，确确实实是“喝水都会长胖”，通常的生活方式干预收效甚微。需要寻根溯源，治疗原发病，只有有效控制原发病，体重的问题才会迎刃而解。

绝大部分肥胖患者，发胖并不是由于上述继发性因素导致的，称为单纯性肥胖。单纯性肥胖病因非常复杂，科学家们至今没有能完全破解其中的秘密。目前认为，其发生与遗传和环境因素存在极大的关联。

曾经有科学家这样描绘，肥胖是人类具有的最强遗传因素影响的问题，过去的数年间科学家们发现了诸如FTO基因、瘦素基因等许许多多肥胖基因。除了基因组中的遗传影响因素，表观遗传也是肥胖遗传的原因之一。研究发现，怀孕大鼠接触一些污染物，其后代及后代的后代均会变胖，这种表观遗传学的改变持续存在于后代雄鼠的精子中。

环境也是一个重要的致胖因素。人类从茹毛饮血的时代走来，机体已经适应了贫穷饥饿的环境，而现代社会的营养过剩、活动缺乏，在多种环境因素的作用下，身体里储存了大量的剩余能量，也就像吹气球一样的胖了起来。

关于肥胖的发生还有胃肠中心假说、炎症中心假说、肠道菌群学说、中枢能量调定点学说等诸多学说，但人们所能看到的或许还只是肥胖发生机制中的冰山一角。肥胖的研究，还有很长很长的路要走。

不管是继发性还是单纯性肥胖，都需要去医院寻求专业的诊断和治疗手段。

吃肉能够减肥吗

近年来，网上颇为流行五花八门的减肥秘方和饮食秘籍，高蛋白低碳水化合物法，无脂肪低热量高纤维法，断餐法，等等。单从文字描述来看，采用这些方法减肥“一点不吃苦”，甚至还很“享受”——肉类、蛋类、乳制品可以随便吃，只需严格控制主食就行了。因此不少人依计行事，短时间内确实也看到体重的下降。

然而，这些方法在医学界存在极大争议，更是与中国居民膳食“指南”相抵触。“指南”的核心是——谷物为主，能量平衡，低油少盐，加强运动。谷物（碳水化合物）应当作为人体能量的主要来源，要是限制其摄入，转而吃大量的动物蛋白类食物，人体为了满足能量需求，肝脏就要加大工作量，通过转氨基、脱氨基等生物化学过程，将氨基酸（由蛋白质类食物消化而来）转化为糖类来氧化供应能量，这无疑将加重肝脏的负担。此外，蛋白质类食物在消化过程中还会产生含氮废物，这些都需要通过肾脏的滤过才能排出体外，因此摄入太多蛋白质也会使肾脏不堪重负。

为了保护肝肾两大重要脏器，要均衡饮食，不要增加机体的负担，科学减重应该在体重减少的同时，提高生活质量，延年益寿，而不是采取苦行僧样的方法，或者是体重与寿命同时减少的“减重大法”。

肥胖人群如何正确运动

肥胖患者运动时要选择适合自己的运动方式，量力而行，避免运动引起的继发性损害。

肥胖人群在运动时，应根据自己的自身调节和年龄状况选择恰当的运动方式。对于年轻的肥胖者来说，应选择耗氧量较大的运动，像骑自行车、打篮球、游泳等，并且可持续较长的时间。对于老年肥胖者来说，由于身体各个器官的功能都已经衰退，往往伴有心血管和关节等方面的疾病，因此要避免选择那些会加重心脏负担及增加关节负重的运动，可以选择散步、较为轻柔的舞蹈以及游泳等。

肥胖人群其身体轴线非正常化。不少人发胖以后，大腿、臀部以及腹部都会囤积大量的脂肪，而这三个部位正好处于整个身体的中轴线位置。因此一旦发胖，原本正常的生理轴线将会产生变化，容易导致关节的磨损。此外，体重一旦增加，人体所产生的重力随之增加，由此会加重肌肉、韧带以及关节等部位的“工作负担”，造成劳损，潜藏着较高的运动风险。

肥胖人群其组织器官功能下降。研究显示，肥胖者的运动量往往是不达标的。长此以往，其体内的脂肪含量将不断增加，而肌肉和韧带的功能则将逐渐退化萎缩。因此，一旦处于运动状态时，这些器官的功能性都会降低，出现损伤的可能就会比较高。

有些肥胖患者已经出现了糖代谢异常和肝肾功能损害，如果盲目运动，也会导致病情加重，造成急性并发症和不可逆的损伤。

运动减肥要避免两个误区

运动减肥要避免以下两个误区：

大运动量短期内减重　不少肥胖者急功近利，期望在短期内通过大运动量来达到减重效果。事实上，这是一种不健康的行为。由于脂肪组织具有感应性，消耗越快，反弹也会越快。因此医生一般不建议肥胖者在短期内体重降得太快（除非存在特殊情况）。合理的减重目标为：以原有体重为基础，6～12个月内减去体重的5%～10%，差不多每个月减掉1～2千克。此外，快速减重还容易引发内分泌失调等问题，对健康有较大的影响，因此一定要遵循合理的减重方式。

光运动不吃 不少减肥者为了达到减重的目的，在运动的同时通常会配合节食以期待更快地获得理想的体重。但是，在营养摄入不足的状态下运动，将加重机体的负担，不利于健康。

我们提倡在健康营养饮食的基础上合理运动，以达到健康、有效的减重。

什么是黑棘皮病

黑棘皮病是一种皮肤过度角化、呈对称性天鹅绒样增厚、色素过度沉着甚至呈疣状突起的病变，主要累及腋窝、颈后、皮肤的屈肌面、腹股沟及脐周等，少见累及黏膜表面。简单地说，就是局部的皮肤变黑变粗了。

研究发现，黑棘皮病在普通人群中的发病率为7%，而在肥胖人群中的发病率为74%。尤其是随着生活条件的改善，青少年从小喝碳酸饮料，吃甜食，小胖子越来越多，黑棘皮病的发生率不断上升。

黑棘皮病发病缓慢，无明显症状，往往容易被忽视。近些年国内外许多专家认为，黑棘皮病是胰岛素抵抗的标志，这也意味着如果任其发展，患者在不久的将来就会出现高胰岛素血症、胰岛素抵抗，甚至糖尿病，同时黑棘皮病的患者常合并脂肪肝、肝功能异常、高尿酸血症、多囊卵巢综合征等代谢问题。因此，如果不及时治疗，后果将不堪设想。

得了“黑棘皮病”怎么办

黑棘皮病其实并不可怕，也绝非不治之症。治疗的关键就在于去除病因。

对于体重超重和肥胖的患者，就是要解决肥胖的问题。首先，要调整患者的饮食习惯，以清淡饮食为主，少油腻。其次，要积极参加体育锻炼。第三，辅以适当的药物，如二甲双胍、黄连素等。随着体重的下降黑棘皮病会随之改善，同时体内其他代谢紊乱的情况也会随之好转。研究发现，除了高胰岛素血症外，黑棘皮病的患者多伴有非酒精性脂肪肝、高尿酸血症、血脂异常、亚临床甲状腺功能减退及皮质醇增多症等多种代谢紊乱，需同时加以积极治疗。

由此可见，体表的皮肤变黑有可能是黑棘皮病的表现，是高胰岛素血症和代谢异常的表现，决不能掉以轻心，需要及时治疗，防患于未然。因此，建议家长关注一下过食、易饥的肥胖儿童，如果发现颈后、腋下或腹股沟等部位有明显的皮肤发黑和色素沉着现象要及时就医治疗，使我们的下一代有一个健康的身体和良好心理。

减肥药常见不良反应及预防

减肥是一门科学，服药一定要在专业医师的指导下，有步骤、有选择地进行，而不是随意行为。减肥药物的应用要遵循以下几个原则：

药物治疗与饮食控制、运动治疗相结合

任何药物治疗必须在饮食控制、运动治疗和行为改善的基础上进行。不控制饮食，不坚持运动，不养成良好的生活习惯，所有的药物治疗都达不到真正的效果。因此，首先要树立明确的目标，坚定信心，持之以恒，不能急于求成。

不要好高骛远

胖子不是一口吃成的，减肥也不可能短期内就一下子解决，体重减轻越迅速，反弹就越严重。这是因为如果体重减得过快，则脂肪细胞处于一种饥饿状态，吸收合成脂质的能力大大加强，所以避免刺激脂肪细胞的最好方法就是逐渐减轻体重。最科学的减肥目标是 6 ～ 12 个月内减重 5% ～ 10%，最初一个月减重 2 ～ 5 千克，以后每个月减重 1 ～ 2 千克。

合理用药，防止不良反应

目前市场上的减肥药物，主要是中枢和外周作用两大类。中枢作用药物需要间断用药，监测不良反应；外周药物要区分入血和不入血两类，并在用药过程中防止药物肝毒性和肾毒性对人体的损害。

下面介绍几种目前应用较普遍的减肥药物：

中枢作用药物　主要抑制食欲，提高中枢兴奋性，西布曲明因严重的不良反应已退出中国市场，目前针对中枢的减重药物不被看好。

脂肪酶抑制剂　作为唯一作用于消化道、不入血的药物，它的优点是不良反应相当小，适用于大多数人群，可长期用药。主要不良反应为消化道反应，多见胃肠排气多、大便紧急感、油性大便、脂肪泻、大便次数增多、大便失禁，这也是其作

用机制所决定的，对于肥胖患者也起到警示作用。其他少见不良反应有腹痛不适、胃肠胀气、水样便、牙齿牙龈不适等，部分女性应用该药后可出现停经，可能是由于体重减轻导致的继发性改变。偶有过敏反应。长期服用时，应补充脂溶性维生素。禁用于慢性吸收不良综合征或胆汁淤积症、妊娠和哺乳期妇女。

代谢调节药物　即双胍类药物，对于正常血糖无影响且可以减轻体重。对于代谢综合征（高血压、高甘油三酯、高胰岛素血症）引起的肥胖和女性多囊卵巢综合征引起的肥胖有独特的效果，可作为首选药物。部分患者应用该药后可出现胃肠道反应，如恶心、呕吐、胃胀痛、腹泻等症状，这些症状多为一过性，可于餐后和餐中服用以减轻症状，并从小剂量开始逐渐增加剂量，一般在 1 ～ 2 周后症状会逐渐缓解或消失。一些少见的不良反应，如乳酸酸中毒和肝肾功能损害也须引起重视。一般在用药前后应随访肝肾功能。慎用于转氨酶异常的患者。禁用于有严重感染、肝肾功能衰竭、酒精中毒的患者。

减肥保健品　减肥保健品品种繁多，良莠不齐。选择减肥保健品要注意以下几点：

⑴注意保健品的有效成分，不要从商品名称和广告词上判断。

⑵是否经过时间和市场考验。要选择在市场上长期存在并信誉良好的产品，而不是那些昙花一现、掀起所谓“减肥风暴”的时髦产品。

⑶是否经过专家或大规模人群验证。

综上所述，减肥保健品大多都不可靠，而减重药物或多或少均存在着不良反应和长期危害，一定要在医师指导下应用，且不要长期应用。

微创减重手术治疗重度肥胖

如今，全球有 1/3 的人超重或肥胖，肥胖已成为世界的难题。随着经济的快速发展，饮食结构的改变，以及体力活动减少等，肥胖症已成为困扰我国公共卫生健康的重要疾病。2016 年《柳叶刀》（*Lancet*）杂志撰文称中国肥胖人口位居世界首位，男性肥胖和女性肥胖人口分别达 4320 万人和 4640 万人，分别占全球的 16.3% 和 12.4%。从流行病学上看，我国肥胖症发病率处于上升趋势。中国肥胖除了具有肥胖个体的一般特征之外，还有不少特殊表现，如腹型肥胖更为常见，在相对较低的体质指数（BMI）水平下更容易出现心血管代谢并发症。

肥胖症的治疗方法

目前治疗方法主要包括饮食、运动、药物、手术疗法。其中饮食、运动控制以及药物治疗尽管可以一定程度减轻体重，但这些方法很难彻底有效地根治肥胖症，患者容易出现体重反弹。手术治疗则是唯一能使重度肥胖患者获得长期而且稳定减重的方法，并且能有效地缓解，甚至完全控制其相关并发疾病，尤其是 2 型糖尿病。

什么样的患者适合手术

中国医师协会外科医师分会肥胖和糖尿病外科专业委员会发布“指南”推荐，对手术治疗肥胖症以体质指数为标准进行等级划分：

⑴ BMI ≥ 32.5，积极手术。

⑵ BMI ≥ 27.5，患 2 型糖尿病（T2DM）并含 2 个代谢综合征组分（高甘油三酯、低高密度脂蛋白胆固醇、高血压），或存在合并症（糖代谢异常及胰岛素抵抗、阻塞性睡眠呼吸

暂停综合征、非酒精性脂肪性肝炎、内分泌功能异常、高尿酸血症、男性性功能异常、多囊卵巢综合征、变形性关节炎、肾功能异常等，尤其是具有心血管风险因素或2型糖尿病慢性并发症），考虑手术。

⑶ BMI ≥ 25，患2型糖尿病并含2个代谢综合征组分或存在并发症，慎重考虑手术；同时认为，当腰围男性≥90厘米，女性≥85厘米可适当提高推荐等级。

手术方式有哪些

目前减肥的手术方式有多种。2013版的美国减重代谢外科协会(ASMBS)临床“指南”中介绍的减重代谢手术方式主要包括：胆胰分流-十二指肠转位术(BPD-DS)、腹腔镜可调节胃束带术(LAGB)、腹腔镜胃旁路术(LRYGB)以及腹腔镜袖状胃切除术(LSG)。中国医师协会肥胖和糖尿病外科医师委员会(CSMBS)2014年发布的肥胖和糖尿病外科治疗指南中，推荐的减重代谢手术方式主要为腹腔镜胃旁路术和腹腔镜袖状胃切除术。这里主要介绍这两种手术方式。

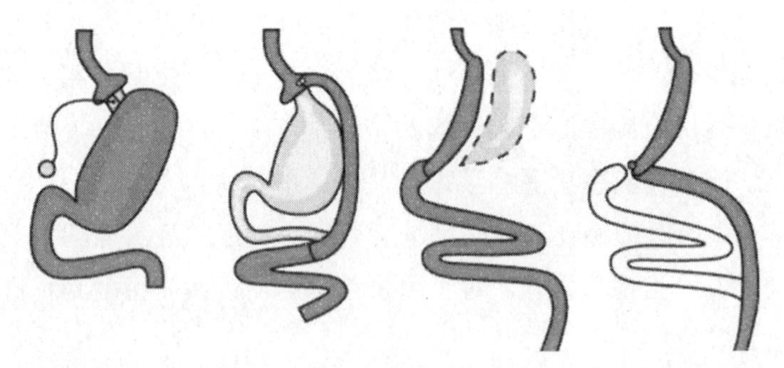

调节胃束带术　胃绕道旁路术　袖状胃切除术　胆胰分流-十二指肠转位术

腹腔镜胃旁路术　手术是将胃分为上下两个部分，上部为15～30毫升的小胃囊，和较大的下部，在屈氏韧带以下

20～50厘米离断空肠形成胆胰支，把远端的空肠和胃小囊进行吻合，形成食物支，空肠行侧侧吻合，然后关闭系膜裂孔。该手术方式能改变食物经过消化道的途径，旷置胃体部、十二指肠和第一段空肠，减缓胃排空速度，缩短小肠，从而极大地控制食物摄入和吸收。

腹腔镜袖状胃切除术 手术是用腹腔镜顺着胃大弯的走行方向保留2～6厘米幽门以上胃窦，沿胃长轴切除胃的大部，切除全部胃底，使残留的胃呈“香蕉状”，容积在80～100毫升。此手术的优点：不改变胃肠道的生理状态，不干扰食物的正常消化、吸收过程。

2018年《JAMA》的一篇文章表示：胃袖状切除术（包括生存期、体质指数或体重减轻、合并症改善）的结果几乎与Roux-en-Y胃旁路术一样好，并且这些结果是持久的，但肥胖患者腹腔镜袖状胃切除术后胃食管反流病的发病率较腹腔镜胃旁路术高。两种手术的远期并发症发生率大致相同，因此腹腔镜袖状胃切除术是治疗显著性肥胖的重要方法之一。袖状胃切除术以其手术操作难度低、无需重建消化道、疗效确切等优势，迅速流行起来。

减重代谢手术的机制

减重手术除了通过限制胃容量和影响吸收外，还可通过影响内分泌、神经系统从而达到减重目的。减重手术作用机制可能涉及一些物质改变，包括脑肠肽、瘦素、胰高血糖素样肽、胆囊收缩素、多肽YY、肠道微生物和胆汁酸。术后这些因子的变化能够影响机体代谢，也能通过中枢来调控机体的摄食行为和能量平衡。

手术带来哪些好处

减重手术对中重度肥胖患者好处多多，能缓解2型糖尿病、降低血压、调节脂代谢、逆转脂肪肝、减少心血管疾病的发病率等。临床还发现，袖状胃切除术能明显改善女性肥胖患者多囊卵巢综合征，降低其雄激素水平。对于男性肥胖患者，减重代谢手术则能升高其雄激素水平，从而增强肥胖患者的生育能力。

术后并发症以及管理

减重代谢手术后患者因为胃对食物的耐受性较差，容易出现营养不良，需要每天保证蛋白质的足量供应，帮助术后恢复。此外，因为进食的减少以及胃肠道吸收功能减弱，维生素和矿物质缺乏在减重术后很常见，包括钙、维生素D、铁、锌和铜等。“指南”建议患者术前筛查铁、维生素B_{12}、叶酸、维生素D缺乏，术后常规补充2种成人复合维生素和矿物质，并定期抽血筛查特殊物质缺乏。此外，术后容易出现呕吐、胃食管反流、体重反弹、营养不良、脱发等症状，但这些都是暂时的，只要严格遵从饮食指导，适度运动，这些都可以随着时间的推移逐步改善。

需要强调的是，外科手术是治疗重度肥胖以及代谢并发症的有效方案，但是手术并不等于一劳永逸。无论是进行哪种手术，如生活方式不健康，体重都有反弹可能。因此，术后患者应该养成健康的生活习惯，少吃多餐，适度运动等，这样才可以有效防止体重反弹。

第四章　骨质疏松症

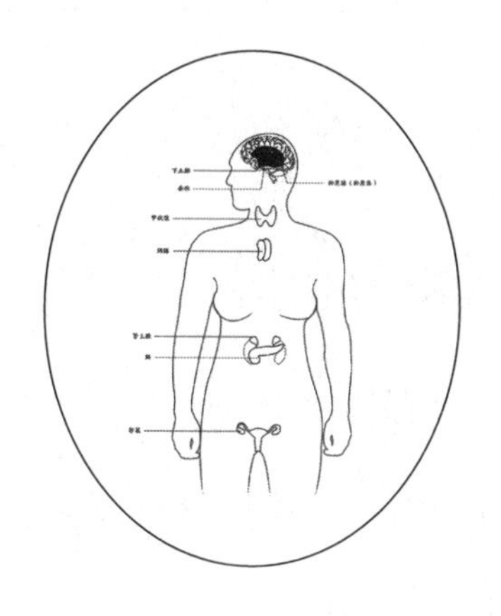

骨质疏松是怎么一回事

骨组织是活的，每天骨吸收与骨形成处于动态平衡。骨吸收是指旧骨不断清除，骨形成是指新骨不断生成。骨吸收和骨形成就如拆旧房和建新房，而成骨细胞和破骨细胞就像两位建筑工人，一个不断地在建房，一个不断地在拆房。当拆房和建房速度相当时，相安无事；但当这种平衡被打破时，问题就出现了。比如，当拆房速度大于建房速度时，即骨吸收大于骨形成时骨量就少了，常见于临床上女性绝经后骨质疏松症和大部分继发性骨质疏松症。随着年龄增长，比如60岁以上成骨细胞建房速度降低，即骨形成小于骨吸收时，出现临床上所说的老年性骨质疏松症。

世界卫生组织（WHO）对骨质疏松的定义是：以骨量减少、骨组织微结构破坏、脆性骨折增加和易于骨折为特征的代谢性疾病。骨质疏松分为原发性和继发性骨质疏松症。

国内外骨质疏松的诊断都采用统一的标准，即以双能X线(DXA)骨密度仪测腰椎、髋部、股骨颈或前臂的骨密度(BMD)，T分数≤-2.5SD为诊断标准。

骨质疏松的诊断包括疾病诊断和病因诊断，根据双能X线骨密度检查就可以明确是不是骨质疏松，但这时还不能马上治疗，要进一步根据病史、症状体征和实验室检查明确是原发性还是继发性骨质疏松，即骨质疏松的病因。

原发性骨质疏松　包括绝经后骨质疏松和老年性骨质疏松，前者是因为女性绝经后雌激素缺乏，骨吸收加快所导致的骨质疏松；后者是因为随着年龄增长，主要是因为骨形成能力减退引起的骨质疏松。

继发性骨质疏松　都有非常明确的引起骨量丢失的因素，

比如反复尿路结石、血钙增高，要考虑甲状旁腺功能亢进症；有贫血、多发腰椎压缩性骨折，要考虑多发性骨髓瘤；有长期应用泼尼松等糖皮质激素等病史，要考虑激素引起的糖皮质激素相关性骨质疏松。这些继发性骨质疏松的治疗首先要治疗原发病，比如手术切除引起甲状旁腺功能亢进的腺瘤、药物治疗多发性骨髓瘤等，只有在治疗原发病基础上再治疗骨质疏松，才能改善骨质疏松。

每一个骨质疏松患者都有自己的故事

骨质疏松并非是一种简单的疾病，所以患了骨质疏松不是简单地补充钙和维生素D就够了，必须先做相关的各种检查，找到病因，针对病因治疗才是最好的治疗。

故事一

唐先生，60余岁。一年前出现全身骨痛，到医院就诊，医生给他检测了骨密度，诊断为“骨质疏松症”，开了钙片和阿法骨化醇。唐先生吃了一段时间后感觉疼痛非但没有改善，反而越来越严重，并且出现胃纳减退、恶心、呕吐，甚至出现意识不清，家人送入医院急诊，查血钙明显升高达4.2毫摩/升（正常值2.15～2.55毫摩/升），经详细检查后医生发现唐先生的骨质疏松是由“原发性甲状旁腺功能亢进症”所导致，原发性甲状旁腺功能亢进症即甲状旁腺分泌过多甲状旁腺激素，导致骨骼里面的钙释放入血造成骨密度明显降低，血钙明显升高，过高的血钙引起患者神志不清。

明确病因后，患者转入外科行甲状旁腺切除手术，术后唐先生骨痛明显好转。

故事二

张先生，40余岁。半年前出现腰部疼痛并逐渐加重，体检报告提示骨质疏松，详细检查后发现张先生腰椎骨密度明显降低，但是右髋、股骨颈骨密度基本正常，血钙偏高（3.2毫摩/升），并伴有轻度贫血，医生通过骨髓穿刺检查诊断为“多发性骨髓瘤”，转血液科化疗后疼痛好转。

故事三

邹某，20余岁。从4岁起出现手指、足趾末端增粗，形似鼓槌，2013年因心脏杂音、心脏超声提示先天性心脏病-动脉导管未闭，手术治疗后恢复良好。鉴于这位患者手指、足趾特殊的表现，内分泌科医生建议查骨密度，检查结果Z分数为-2.6（男性骨质疏松诊断：年龄小于50岁看Z分数，大于等于50岁的看T分数），提示骨质疏松。另外，手足摄片提示末端骨吸收，通过基因检测发现导致该患者骨质疏松的原因是“原发性肥大性骨关节病”。这是一种基因突变导致的疾病。

故事四

黄小姐，30余岁。心慌、手抖、胃纳亢进、体重减轻就诊。骨密度Z分数为-2.5（绝经前女性看Z分数，绝经后女性看T分数），考虑骨质疏松。查甲状腺激素水平提示甲亢，结合甲状腺超声及甲状腺摄碘率检查诊断为“弥漫性毒性甲状腺肿”。随着甲亢治疗后症状好转，一年后复查骨密度Z分数升至-0.5。

很多中老年人都会走进这样一个误区——腰酸背痛就自我诊断为“骨质疏松”，并且错误地认为补钙就能治好骨质疏松。其实，骨质疏松症治疗前首先要规范诊断，明确骨质疏松的病因及类型，其次要规范治疗，单纯补钙往往治不了骨质疏松症。

骨质疏松并非老年人“专利”

大部分人会认为，骨质疏松症是“老年病”“增龄病”，距离年轻人还很遥远。其实不然，骨质疏松症的发生与人体的骨量有关，而老年人骨量多少主要取决于年轻时的峰值骨量和此后的骨丢失率。

正常人在青年时期代谢旺盛，骨质合成大于消耗，30～35岁达到一生最高骨量，称峰值骨量，此后骨量逐年缓慢平稳下降。男性中年以后每年骨丢失率大约为1%，而女性绝经后5～10年，由于雌激素不足，每年骨丢失率为2%～4%。人体对钙的吸收率与年龄成反比，平均每增龄10年，钙的吸收率减少5%～10%。80岁以上的老人钙吸收率极差。

多种原因可引起骨质疏松

雌激素缺乏 骨质疏松症的发生在绝经后妇女特别多见，尤其对于绝经早的女性，卵巢早衰使骨质疏松提前发生。

遗传因素 多见于白色人种，黄色人种次之，黑色人种最少。

营养因素 饮食不合理，缺乏钙、蛋白质和维生素C及降钙素降低等。

废用因素 老年人活动少，肌肉强度减弱，机械刺激减少，骨量减少，运动是防止骨丢失的一个重要措施。

其他因素 酗酒、嗜烟、过多摄入咖啡和咖啡因，可影响血钙吸收或加速体内钙排泄。

其他疾病引起 如糖尿病患者发生骨质疏松明显高于非糖尿病患者，甲状腺功能异常、皮质醇增多症等疾病均可引起骨质疏松。

骨质疏松“静悄悄的杀手”

骨质疏松的危害性还在于其无明显症状的进行性加重，随着年龄增长，骨钙在不断流失，一旦出现症状，骨钙丢失已很明显，短期治疗难以奏效。

50 岁以上人群中，1/2 的女性、1/5 的男性在他们的一生中都会出现骨质疏松性骨折，一旦经历了第一次骨质疏松性骨折，继发性骨折的危险明显加大。老年人骨折可引发或加重心脑血管并发症，导致肺部感染、褥疮等多种并发症的发生，甚至危及生命，病死率可达 10% ～ 20%。

骨质疏松可防可治

获得理想的骨峰值 应始于青少年时期。合理营养、适量负重运动，可使人达到最佳骨峰值。坚持运动，加强肌肉和骨骼的锻炼，是重要的防治手段；含钙丰富的食物、适量光照是基础辅助措施。年轻女性应避免盲目减肥。

养成健康的生活方式 均衡营养，尤其对于女性和老年人，应有意识地补充含钙丰富的食品，摄入足量的牛奶、豆制品和海产品等；加强户外运动，既能提高骨密度，又能增加钙的吸收。

确诊骨质疏松后规范治疗 治疗药物有双膦酸盐类、性激素、选择性雌激素受体调节剂、降钙素、骨形成促进剂、甲状旁腺激素和锶盐等。药物治疗一定要在医生指导下进行，不合理的用药往往适得其反。

当“更年期”遇上骨质疏松

门诊经常碰到这样一些中老年女性，诉说近期情绪低落，咽部不适，胸口发闷，胃口不佳，手脚麻木，大便不畅，小便频繁，腰酸背痛，入睡困难，体重下降等不适，往返各科室频繁检查，经常发现一些小问题，如咽炎、颈部淋巴结肿大、胃炎、脂肪肝、肝肾囊肿等，心电图往往提示心肌缺血，尿常规显示尿路感染，甚至有时还伴有肿瘤标志物升高、血脂异常、甲状腺功能异常或伴泌乳素水平升高，但似乎这些结果又难以解释患者诸多的不适，而且对症治疗往往不见成效，反复就医，情绪、日常生活甚至工作都会受到影响。其实这可能就是女性的生理周期改变导致了这些症状的出现，出现了雌激素缺乏和骨质疏松，也就是所谓的女性更年期表现。

对于临近绝经或处于绝经期的女性，如果上述症状不断出现，而且变化较多，长期存在，对症治疗又没有明显效果，建议到内分泌科检查雌激素水平和骨密度。绝大部分女性在围绝经期会出现激素紊乱和骨量减少或提前出现严重的骨质疏松情况，而激素的缺乏和骨质疏松大部分会出现上述某种症状和体征，但表现各异，轻重不同，反而典型的绝经期症状如盗汗、潮热以及骨痛、骨折等不多见。

实际上，由于饮食和生活习惯不同，国内大部分女性或多或少存在着雌激素缺乏和骨量减少的情况，往往在不知不觉中就这样熬过来了，到了绝经 5 ～ 10 年后就会出现身材矮小、驼背等骨质疏松改变。最后，往往因为严重的骨质疏松导致脆性骨质等需要手术，包括关节置换等，严重影响生活质量，甚至影响生命。

以往不科学的宣传导致对激素替代治疗缺乏正确的认识，

对骨质疏松的治疗认为补钙就可以，其实这是远远不够的。绝大多数女性患者的骨质疏松属于绝经后骨质疏松，是雌激素缺乏所致，且在中老年女性中还存在着维生素D缺乏，单纯补钙难以使钙吸收并进入骨组织，要想减少骨的流失又需要同时用双膦酸盐类药物，就像盖房子需要钢筋和水泥搭配合理一样。所以，雌激素缺乏的女性最好配合激素替代治疗，才能真正达到预防和治疗更年期诸多不适及骨质疏松症。

建议女性朋友如果出现上述情况，一定要到正规医院在专业医生指导下规范治疗，才可以使你摆脱烦恼，工作愉快，家庭幸福。

不运动或失重导致骨量丢失

长期卧床　人在卧床时骨骼所承受的机械负荷减弱，会出现骨量丢失，特别是长期的卧床，每个月的骨量丢失将近1%～2%。对骨组织的检测发现，卧床期间骨形成只有轻微的减弱，但骨吸收的形态学和生化指标均发生了明显的改变，提示骨量改变主要是由骨吸收增加引起的。

太空宇航员失重情况　宇航员在太空中处于失重状态，这时骨骼不再承受地心引力形成的机械负荷。对宇航员进行体格检查，发现他们的身体出现了明显的骨代谢失衡，骨量和钙丢失情况严重。宇航员在太空飞行时骨钙丢失情况与骨质疏松症患者相似，丢失速度是骨质疏松症患者的10倍。太空飞行时骨量丢失的机制与长期卧床相似，主要是骨吸收增加，骨形成没有明显变化。

上述两种情况提醒人们，可以通过运动的方式对骨骼施加机械负荷，有利于增强骨骼健康，预防骨量丢失。

骨质疏松认识“四误区”

骨质疏松症是一种老年性疾病。随着人类寿命延长、老龄化社会的到来，骨质疏松已成为威胁人类健康的重要问题之一。

在疾病谱中，骨质疏松症已从 20 世纪的第 13 大疾病跃居为 21 世纪的第 5 大疾病，目前全世界骨质疏松患者已超过 2 亿人。这其中包括不同性别、年龄的人群，以绝经后妇女和老年男性最为多见。

随着近几年骨质疏松疾病知识的普及，公众对于骨质疏松症的知晓率和危害性认识明显提升，但因为一些固有的传统认知和错误的概念，使得人们对骨质疏松仍存在一些错误的观点。

误区 1　补钙等于治疗骨质疏松

对于骨质疏松的治疗，老百姓最直观的想法就是补钙，但大量临床证据表明，单纯补钙对骨质疏松症的治疗作用有限，也不能预防骨折的发生。所以，补充钙剂只是骨质疏松的基础治疗。另外，口服钙剂吸收入血必须依靠体内有充分的维生素 D 水平，目前我国 80% 的老年人缺乏维生素 D。当维生素 D 缺乏时，摄入的钙很多都随着粪便排出体外而没有吸收入血。所以，单纯补钙不能治疗骨质疏松，需要与抗骨质疏松药物联合使用才能取得良好效果。患者应到正规医院的骨质疏松专科接受规范治疗。

误区 2　喝骨头汤预防骨质疏松

补钙对于预防骨量丢失确实能起到一定作用，喝骨头汤往往被认定是补钙的良方。然而实验证明，烹饪后骨髓里面的脂肪浮出水面，而骨头里的钙却不会轻易溶解出来，汤里的钙质微乎其微。因此，用骨头汤补钙是无法满足治病和防病需要的，反而会摄入多量的脂肪。

误区 3　骨质疏松与年轻人无关

人体是一个“骨矿银行”，人体骨骼中的矿物质含量在 30 多岁达到最高峰值，要时刻注意银行的收支平衡，前期多存点提高峰值骨量，后期少花点减缓骨质流失。然而现在年轻人忽视运动，常常挑食、偏食、节食以及日照较少，这就造成骨量峰值较低，产生严重隐患，因此骨质疏松要早防早治。年轻人同样需要注意防治骨质疏松。

误区 4　骨质疏松患者易骨折，宜静不宜动

运动对于防治骨质疏松具有积极作用，可以保持正常的肌力和骨强度，减少摔跤以及骨折的发生。反之，如果缺乏锻炼，肌力则会减退，对骨骼的刺激也会减少，不仅会加快骨质疏松的发展，还会影响关节的灵活性，容易摔跤，造成骨折。

骨质疏松是中老年人的“隐形杀手”，轻则因腰背酸痛、手脚抽筋，影响生活质量；重则易发生骨折，死亡率增高，比如发生髋部骨折一年后死亡率高达 20%。骨质疏松可防可治，关键要提高对该疾病的认识，及早防治。要正确认识骨质疏松症，不要盲目地自我判断，应消除固有认知中的误区，听从专家的科学指导，做到正确的预防和治疗。

运动对骨骼的影响

童年和青春发育期是生长发育最迅速的关键时期，骨骼经历着生长、构建、重塑的快速变化。青春期骨量大幅度增加，在20多岁至30岁期间达到一个骨量峰值。尽管峰值骨量主要由先天遗传因素决定，但在后天因素中，运动时产生的机械负荷作用同样是决定峰值骨量的一个重要因素。

对网球运动员的研究发现，青春期开始接受网球训练的运动员拿拍手臂比不拿拍手臂的骨密度明显升高。对体操运动员、退役体操运动员的研究发现，体操运动员承重部位的骨密度明显高于普通人，即使退役后运动量减少，但他们全身骨密度仍明显高于普通人。由此可以看出，青少年时期的体育锻炼有利于获得更高的峰值骨量，也会相应提高人体发生骨质疏松的阈值，延缓骨质疏松的发生。

同时，青春期养成良好的体育锻炼运动习惯，维持到成年还能预防其他慢性疾病的发生。所以在条件允许下，青少年可以选择短跑、跳高、跨栏、跳绳、舞蹈、柔道等跳跃攀爬类的力量训练和篮球、网球等球类的运动锻炼。

运动是强健骨骼的根本措施

如何强健骨骼、预防骨质疏松是关系每一个人的健康话题。

骨是一个功能非常活跃的器官，从出生的婴儿到长大成人再到老年，每时每刻都在进行着骨形成和骨吸收的活动，而运动则是强健骨骼的根本措施。

骨具有生物力学适应功能。骨作为人体的一个器官，它的基本形态是由基因决定，也就是说是天生的。但骨在人体生长发育阶段乃至成年后到老年时期都处在一个动态变化的过程中，它能对人体内外的各种刺激作出相应的反应，而其中非常重要的一项影响因素就是骨骼所受的机械载荷。

何为骨骼所受机械载荷？我们知道地心引力对骨骼有相应的负荷作用，平时锻炼、走路，肌肉拉伸也会对骨骼产生一定的机械力，这些都是骨骼所受的机械载荷。研究表明，骨具有功能适应性，骨骼中的细胞具有力学敏感性，它们能感受到施加于骨骼的力学改变以调控骨形成和骨吸收，对自身不断进行改建和重塑，实现以最小的骨量达到最大的骨强度。

当骨骼受到较大的机械应力，比如运动，为了抵抗骨折，骨量就会增加，骨骼变得强壮；在卧床的情况下，骨骼受的机械应力变小，骨骼不需要变强壮，骨量就会丢失、降低，出现骨质疏松。机械应力改变是骨骼构建与重塑的基本动因，骨骼的结构和质量会适应机械因素发生相应的变化。运动可以对骨骼施加有效的机械作用，从而增加骨密度。

老年人运动可降低骨质疏松、骨折的发生

国内外有许多研究显示，运动对老年人骨健康具有促进作用。例如，研究发现，老年人进行有氧锻炼能有效维持骨矿盐含量，延缓骨丢失，预防骨质疏松的发生；长期锻炼的男性，能保持更高的骨密度和骨矿盐含量。国外的研究同样证实，运动是中老年人骨骼健康的有利因素。又如，运动对绝经后女性骨量影响具有部位特异性，而且与运动负荷强度相关，骨量增加部位为骨骼肌附着部位。另外，在众多的研究中，人们发现负重运动相比非负重运动更有利于骨量的维持。

老年人进行体育锻炼不仅能增加骨量，减慢骨丢失，而且可以增强老年人的肌肉力量，提高平衡力，降低摔跤的概率，预防骨折的发生。老年人参与户外运动同时也增加了日晒时

间，紫外线照射能刺激人体皮肤合成维生素D，促进肠道钙吸收维持骨的钙化。

骨质疏松症患者如何科学运动锻炼

运动锻炼有利于增加骨密度，预防骨质疏松的发生，但是不同的人群需要选择不同的方式及强度的运动。

青少年

国内外众多研究发现，抗阻力量运动，如短跑、跳高、跨栏、跳跃、攀爬运动与有氧耐力运动等，均能刺激生长期骨量增加，但力量运动较耐力运动更能帮助骨量增长。负重和非负重运动对骨的影响也不一样，足球、篮球、网球、舞蹈、柔道、空手道等都是常见的带有冲击性的负重运动，非负重运动常见的是以游泳为主的各种水上运动。科学家发现，负重运动相比非负重运动对骨骼的刺激更大，特别是有规律的负重运动，更有利于青少年获取更高的峰值骨量。

为了强健骨骼，青少年在条件许可下可以选择更多类似跳跃、攀爬类等的力量训练和球类的负重锻炼。

老年人

老年人同样有形式多样的锻炼方式。负重运动时因为受到地面反作用力，在骨骼垂直面所受负荷相比其他运动更大，且运动时骨骼肌不断收缩、牵拉刺激骨骼，骨骼所受的刺激增强，所以一些适合老年人强度的负重运动，如跳舞、骑自行车、划船、远足等，或者是类似板球、网球等球类运动，结合抗阻力运动后能有效保护腰椎、股骨、髋关节等处的骨量，预防骨丢失。

太极拳、散步等非负重的有氧运动，尽管相比负重锻炼对骨骼刺激要小，但同样能起到维持骨量的作用。比如打太极拳，在运动时要以腰为轴带动四肢，动作变换维持身体重心，长期练习能帮助腰部和股骨颈部位积累矿物质，使腰椎和股骨的健康状况得到改善。长期坚持这些运动还能增加关节的活动度，提高肌力，增强身体的协调性和平衡力。

老年人在运动过程中一定要注意活动量和强度，根据自己的健康状况和运动习惯选择适合的锻炼方式，一般建议连续运动不超过 2 小时，以适度出汗为宜。在户外运动时最好选择空气清新、无障碍物的宽敞场地。运动时掌握好呼吸节律，动作幅度不宜过大，掌握好平衡，防止摔跤。

如何治疗骨质疏松症

骨质疏松的治疗，包括基础治疗（补充钙和维生素 D，改变不良生活习惯）、抗骨质疏松药物治疗、康复治疗（主要包括运动和负重锻炼）和预防摔跤的综合治疗措施。

基础治疗　主要包括调整生活方式，补充维生素 D 和钙剂。如多吃富含钙、低盐和适量蛋白质的碱性均衡饮食（如牛奶、瘦肉等），戒烟限酒。如果饮食中含钙量达不到规定要求，可适当服用钙剂，同时根据血清维生素 D 水平补充维生素 D。

抗骨质疏松药物治疗　目前市场上抗骨质疏松药物主要分为两大类：抗骨吸收药物和促骨形成药物，前者包括口服和静脉用的双膦酸盐、降钙素、雌激素、选择性雌激素受体调节剂等，这些药物可以抑制骨丢失，适当增加骨量，预防骨折的发生；后者包括甲状旁腺激素片段的针剂，其能够促

进骨形成，增加骨量。究竟选择哪种抗骨质疏松药物更好，需要根据患者的病情、临床表现、骨代谢指标、经济情况等综合考虑决定。

康复治疗和预防摔跤 运动是康复治疗的重要方面，运动可以增加骨量、预防骨丢失、维持肌量，预防摔跤，所以要根据每个人情况，选择进行一些阻力性和负重运动。同时采取预防摔跤的各种措施也非常关键，大部分老年人的骨折是因为摔跤造成的，所以加强自身锻炼，维持肌量，增加平衡能力很重要。另外，居家生活中要增加预防摔跤的措施，比如洗手间中加设防滑垫、安全扶手等。

骨质疏松的治疗需要遵循以下原则：

⑴要规范骨质疏松症的诊断，明确是原发性骨质疏松症还是继发性骨质疏松症，若是继发性骨质疏松症，先要治疗原发病。

⑵如果明确是原发性骨质疏松，需要补充钙剂，要检测血清 25- 羟基维生素 D 的水平，因为钙剂的吸收依赖于活性维生素 D，同时检测血钙和 24 小时尿钙的变化。

⑶钙剂在骨质疏松的治疗中处于基础地位，但单纯补充钙剂不能治疗骨质疏松。

补钙是骨质疏松的基础治疗

成熟骨重量的 60% 是矿物质，主要由钙盐构成，因此钙是骨骼生长发育和骨量维持必不可少的元素。但是，大量循证医学证据表明，单纯补钙对骨量增加的影响非常微弱，也不能够预防非椎体骨折的发生。如果和维生素 D 及其他抗骨质疏松药物联合使用，能明显防治骨质疏松及骨折的发生。

所以，治疗骨质疏松远不是补钙那么简单，应该依据骨质疏松类型有针对性地进行综合治疗。

过度补钙也存在风险。60 岁以上的老人每日所需元素钙 800 ～ 1000 毫克。盲目过量补钙会使血钙和人体组织细胞中钙增加，危害身体健康：

⑴增加心脑血管钙化风险　过量补钙时血液中血钙含量过高，可导致高钙血症，从而加速动脉中钙沉积物的形成，导致动脉硬化，影响血管健康，如血管钙化并引起相应并发症，如脑卒中等。

⑵患泌尿系统结石风险　过度补钙如果超过机体需要，多余的钙会从肾脏排出，也就是高尿钙症，增加肾结石的风险。

⑶患白内障风险　过量补钙，在眼内房水中钙浓度过高可沉淀为晶体蛋白，增加患白内障的风险，若钙在眼角膜周边沉积将会影响视力。

因此，补钙时需要注意以下事项：

⑴监测尿钙和血钙，防止过度补钙。补钙的同时要定期测定血钙和 24 小时尿钙变化。

⑵联合维生素 D 治疗时，监测维生素 D 水平。钙剂吸收入血需要依赖活性维生素 D，在补充钙的同时大部分人需要补充维生素 D，但同时需要监测维生素 D 水平。

抗骨质疏松药物——口服双膦酸盐药物

口服双膦酸盐通过抑制骨吸收和增加骨量来提高骨密度。因其服用方便（每周 1 次）、不良反应小，且防治骨质疏松以及骨质疏松骨折疗效显著，目前是国内外治疗绝经后骨质疏松症、老年骨质疏松症以及糖皮质激素相关性骨质疏松症的一线用药。

对于大部分骨质疏松患者，双膦酸盐要连续服用5年，而对于骨质疏松严重、骨折风险高的患者，要连续治疗6～10年。

双膦酸盐能够增加患者腰椎、髋部以及全身的骨密度，骨密度随着双膦酸盐治疗时间的延长逐年增加。国际大型临床研究表明，阿仑膦酸钠服用1年腰椎骨密度增加约5%，服用5年增加约9%，服用10年增加达14%；对于股骨颈骨密度，服用1年增加约2.5%，服用5年增加约4%，服用10年增加约6%。总之，骨密度会随着服药时间的延长逐年增加，但会逐渐变缓，如果较早停药，骨密度会逐渐回复到治疗前的水平。

双膦酸盐能够明显降低腰椎和髋部等易发骨折部位的骨折风险。经过3年阿仑膦酸钠治疗，女性椎体骨折降低约60%，髋部骨折降低60%，前臂骨折降低40%。

双膦酸盐药物因其胃肠吸收率很低，所以一定要早晨空腹服用，并且服药半小时内不可服用其他药物或食物，从而增加其吸收利用率。同时要用约200毫升白开水送服，服药半个小时以内不要躺下，以免药物反流造成对食管的损害。

双膦酸盐，比如阿仑膦酸钠的推荐剂量为每周70毫克，常见不良反应为胃肠不适。

双膦酸盐服用过程中，一定要坚持专科门诊随访，医生将根据检查结果判断服药后的治疗效果以及是否需要停药等。

抗骨质疏松药物——静脉用唑来膦酸

唑来膦酸是静脉用双膦酸盐的一种，它同口服双膦酸盐一样通过抑制骨吸收、减少骨丢失而发挥抗骨质疏松作用。推荐剂量为一次静脉滴注 5 毫克，每年 1 次，因其无需通过胃肠道吸收从而减少了口服双膦酸盐常见的胃肠道不良反应，已成为用于治疗女性绝经后骨质疏松症的“新宠”。

对于大部分骨质疏松患者，静脉用唑来膦酸要连续滴注 3 年，而对于骨质疏松严重、骨折风险高的患者则要连续治疗 6 年。

唑来膦酸治疗能明显增加骨密度并降低椎体和髋部骨折风险。国际大型临床研究（HORIZON-PIT）表明，经 3 年连续治疗，髋部骨密度增加 6%，腰椎骨密度增加 6.7%，股骨颈骨密度增加 5%；同时，椎体骨折风险降低 70%，髋部骨折风险降低 40%。经过 6 年治疗，腰椎骨密度能增加 12%，腰椎骨折进一步降低 50%。

初次静脉用唑来膦酸最常见的反应为发热和全身骨骼肌肉酸痛，类似感冒的症状，这是用药后的正常反应，这些症状绝大多数为轻中度，并在 3 天内缓解，可给予对乙酰氨基酚或布洛芬对症治疗。

抗骨质疏松药物——特立帕肽

特立帕肽是人工合成的甲状旁腺激素的活性片段，可促进骨形成，提高骨密度，降低骨折风险，尤其适用于有骨折高发风险的绝经后女性骨质疏松症的治疗。

特里帕肽使用时间不超过 24 个月，特立帕肽治疗结束后要继续接受抗骨吸收药物比如双膦酸盐治疗，才能最大程度维持骨量和降低骨折发生。

特立帕肽能增加骨密度，降低椎体和非椎体骨折风险。国际大型多中心临床研究显示，经过 2 年的治疗，腰椎骨密度增加 9%，股骨颈骨密度增加 3%，腰椎骨折风险降低 70%。

特立帕肽的推荐剂量为每日皮下注射 20 微克，注射部位应选择大腿或腹部，使用方法类似于胰岛素注射笔。在接受本品治疗的患者中最常出现的不良反应有恶心、头痛和眩晕。同时，用药期间需监测血钙水平，防止高钙血症发生。

抗骨质疏松药物——雌激素合剂

替勃龙片是临床上治疗骨质疏松合并更年期综合征常用的雌激素合剂。骨质疏松合并更年期综合征的患者体内雌激素水平低下，替勃龙片作为绝经后妇女雌激素缺乏的替代用药，能抑制骨吸收，减少骨量丢失，改善绝经期症状。因此，雌激素合剂主要用于合并明显更年期症状的女性骨质疏松症患者。

雌激素合剂一般用于绝经 5 年以内的小于 60 岁的女性，使用最低有效剂量和最短疗程。

大型临床研究表明，经过 5 年的雌孕激素合剂治疗，腰椎和髋部骨折发生率降低 34%，其他部位骨质疏松骨折发生率降低 23%。

替勃龙片的推荐剂量为每天口服 2.5 毫克，至少连续服用 3 个月获最佳效果。建议患者定期复查（如每 3 个月或者 6

个月），进行安全评估，重点是乳腺和子宫，比较风险和利益从而决定是否停药。

抗骨质疏松药物——选择性雌激素受体调节剂

选择性雌激素受体调节剂为人工合成的结构类似雌激素的化合物，不是雌激素，也不会对女性的子宫内膜和乳腺上皮细胞产生刺激增生的作用，主要通过抑制骨吸收发挥抗骨质疏松作用，临床主要药物为盐酸雷诺昔芬。盐酸雷洛昔芬主要用于预防和治疗绝经后女性骨质疏松症，同时能降低女性患乳腺癌风险。

现有证据表明，盐酸雷诺昔芬治疗骨质疏松 3 年可明显获益。

盐酸雷诺昔芬能提高骨密度，显著降低椎体骨折及乳腺癌发生风险。国际大型 MORE 研究表明，女性骨质疏松患者经过 3 年盐酸雷诺昔芬治疗，股骨颈和腰椎骨密度分别提高 2.1% 和 2.6%，对先前有过椎体骨折患者再发生椎体骨折风险降低 30%，对先前没有椎体骨折的患者发生椎体骨折风险降低 55%。在本研究的延伸研究 CORE 发现，服用盐酸雷诺昔芬 8 年的患者，骨密度有所提高，非椎体骨折发生率没有明显减低，但是浸润性乳腺癌发生率降低约 60%。

盐酸雷诺昔芬推荐使用剂量为每天 60 毫克，可以在一天中的任何时间服用，不受进餐的限制。但是要注意药物带来的不良反应，如潮热、小腿痛性痉挛、流感综合征等更年期症状的加重以及预防血栓风险。

抗骨质疏松药物——降钙素

降钙素就是有些老百姓所称的“钙针”，通过抑制破骨细胞的骨吸收，从而减少骨丢失增加骨量。降钙素药物另一突出特点是能明显缓解骨痛，对骨质疏松骨折、骨骼畸形引起的慢性疼痛以及骨肿瘤引起的骨痛均有效。临床常用鲑鱼降钙素和鳗鱼降钙素。降钙素更适用于有疼痛症状的骨质疏松患者。

降钙素的应用时间没有明确的规定，大部分建议短期应用3～6个月，骨痛症状明显改善后继续应用抗骨吸收药物或促骨形成药物。

荟萃分析显示，降钙素能提高绝经后女性腰椎和前臂的骨密度，可降低椎体骨折风险，而对非椎体骨折仍不确定。

鳗鱼降钙素推荐剂量为50国际单位/次，肌肉注射，每周2～7次；鳗鱼降钙素的推荐剂量为每周20国际单位，肌肉注射。降钙素的不良反应有面部潮红、恶心、呕吐等，大多可以耐受。

第五章　生殖内分泌

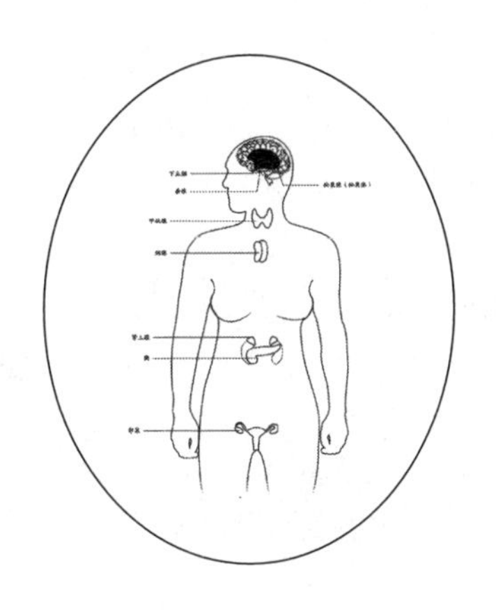

月经十问

什么是月经　女性子宫内膜每隔一个月左右发生一次自主增厚，血管增生、腺体生长分泌以及子宫内膜脱落并伴随出血的周期性变化。这种周期性阴道排血或子宫出血现象，称为月经。

什么是正常月经　表面看，正常月经包括：①时间正常。一般为28～30天一个周期，每次流血平均4～6天。②量正常。一次月经的流血总量一般为20～60毫升（一般每天换3～5次卫生巾就算是正常）。深层次看，正常月经要有正常水平的激素和排卵。

何为月经量多量少　经量少于20毫升为月经过少。若一个周期使用卫生巾＜5片，基本可确定为月经过少。如果经量超过80～100毫升为月经过多。一般一个周期使用卫生巾可达20～30片以上，多伴有血块，长期月经量过多，往往会导致贫血。

如何计算月经“第几天”　医生往往会问：月经第几天？这是以流血的第一天作为月经的起始（第一天）来计算的。比如，1月1号来月经，1月12号就是月经第12天。

查性激素是月经第2～5天最准吗　不是。根据需要，不同的时间表示不同的意义，可根据具体情况来决定抽血时间。

月经很规律说明生育没问题吗　不是。生育需要有健康的卵子和正常水平的激素，规律的月经并不能保证这两点一定是好的。

结婚后要生育时再调月经不晚　不对。月经不调原因复杂，调节起来也费时费力，短则数月，长则数年。因此，不要等有生育需求才来调节月经，否则很可能会错过最佳时期，延误生育。

生育后的女性月经就不用调了 不对。正常的月经是女性健康的必要保障，不仅仅是为了生育。紊乱的月经往往预示着某种疾病，不平衡的激素也会导致皮肤问题、情绪波动等多种改变和不适。

做了子宫切除就是“更年期”了 不对。更年期是“卵巢功能衰退引发的一系列改变”，子宫切除仅仅是表面上没有月经，卵巢功能并未衰竭，所以并不是更年期。

更年期使用激素会增加患肿瘤风险 目前大量资料已证实，合理地使用女性激素并不会增加患肿瘤风险。相反，目前提倡更年期及早使用激素干预，以最大限度地保护重要器官，提高生活质量。

减肥会吓跑“大姨妈”吗

女大学生小黄姑娘，通过节食踏上了减肥之路。早上起得晚早饭不吃了，中饭也吃得少，晚饭坚决不吃，饿了就喝水充饥。减肥效果确实很不错！但她发现“大姨妈”好像不准时来报到了，之后索性就不来了。这可把小黄姑娘吓到了，赶紧去医院找医生咨询。

小黄姑娘：医生，我最近“大姨妈”怎么不准时来了？

医生：你最近考试了？或情绪波动？或者跟男朋友分手了吗？

小黄姑娘：呃，人家还没男朋友呢，就是最近减肥了。

医生：减肥？你这么瘦还要减肥！多长时间瘦了多少斤啊？目前体重多少？

小黄姑娘：2 个月，5 千克（10 斤）吧。现在 45 千克（90 斤）。

医生：估计你的“大姨妈”就是被你减肥“吓”跑的，先去做检查吧。

（小黄姑娘的内心是抗拒且忐忑的。）

小黄姑娘：医生，怎么单子上的激素都是往下的箭头（低的）啊？

医生：是啊，不仅雌孕激素低，居然连管雌孕激素的领导“促性腺激素”也低，这个就是医学上所称的“功能性下丘脑性闭经”。

小黄姑娘：啊？好好的，怎么就闭经了呢？

医生：功能性下丘脑性闭经常见的原因就是体重的骤然下降，情绪波动（恐惧或焦虑），过度运动。你这种情况估计就是体重变化导致的。

小黄姑娘：这么多人都减肥，为啥就我闭经呢？

医生：像你这种本来就不胖的人，原则上是不需要减肥的。如果为了一味追求美，通过节食或其他方式减肥，很容易给身体造成外界环境不安全的信号，那么下丘脑就会感知到这种信息并作出积极反应，务必要保证心、脑、肾、肺这些重要部门的工作顺利进行，而主管“大姨妈”的部门由于人手——“营养”不够建议暂停工作。呃，“大姨妈”就是这么被吓跑的！

小黄姑娘：医生，那我还有救吗？我还年轻啊！

医生：这个闭经呢，是功能性的，换句话说就是可以恢复正常的。你要给自己的身体足够的安全感，不要再发生这种“信任”危机了。

小黄姑娘：好的，我一定会给足身体安全感的。可是，怎么给啊？

医生：首先，应当立即停止节食，恢复正常饮食。其次，保证充足睡眠和放松心情，如此自我调整一段时间，体重恢复后，情况好的话便能不治而愈。再次，一些长时间过度节食的女生即使恢复正常饮食、体重上升后还会闭经，则需要在医生的指导下治疗，帮助恢复月经。

小黄姑娘：嗯嗯，我一定会谨遵医嘱！

小贴士：如何健康减肥

原则上说，体质指数（BMI）< 23kg/m²，是不需要减肥的。

饮食上，主要控制主食，限制甜食及油炸食品，但要保证摄入的热量能提供每天身体的最低能量需求。

运动应多样并保持训练间隔，在饮食健康的基础上提高基础代谢率，切不可运动过度而对身体造成损害。

体重下降速度不宜过快。一般来说，6～12 个月下降原体重的 5%～10%。

关注月经，警惕多囊卵巢综合征

17 岁的小张，瘦瘦高高，是一名高三学生，为了备战高考每天都要学习十几个小时，繁重的学业让她备感压力。就在最近，她发现时常失眠，脸上多了很多的痘痘，月经竟然有 3 个多月没来，妈妈带她来看医生：是不是内分泌失调了？

32 岁的小赵已婚已育，有一个健康可爱的 3 岁女儿。每天按部就班的生活似乎波澜不惊。但不知不觉，她明显发胖了，月经也时常拖延，甚至几个月不来。已经生过孩子月经还重要么？她拖了很久也不愿来看医生。

月经是陪伴女性半生的“老朋友”，也是女性生育能力的标志。但随着生活节奏加快，社会压力增加，月经问题变得越来越多，内分泌失调在不知不觉中悄悄地来到身边。

这两个都是在内分泌门诊最常见的病例，都可能是多囊卵巢综合征（PCOS）。多囊卵巢综合征是引起女性月经失调的常见原因，占到生殖中心门诊患者总数的1/3。多囊卵巢综合征病因目前并不清楚，临床表现也是多种多样，有的患者存在多毛、肥胖、闭经、不孕，但相当一部分患者体重正常，甚至偏瘦，也没有多毛和闭经的情况。临床检查可发现，面部痤疮、多毛、血胰岛素水平明显增高、血清雄激素水平增高、雌孕激素水平偏低、LH/FSH比值异常升高、B超显示卵巢增大，呈明显多囊状态。

对于未育女性来说，多囊卵巢综合征是造成不孕的常见原因之一。对于没有生育要求的中年女性来说，多囊卵巢综合征常常伴随代谢紊乱，如肥胖、血脂异常、脂肪肝，甚至糖尿病。长期的月经稀少，孕激素缺乏造成子宫内膜过度增生，罹患子宫内膜癌的风险会大大增加。

根据是否有生育要求、是否存在代谢紊乱等因素综合考虑，治疗措施包括改进生活方式，去除诱因（压力、情绪等），服用二甲双胍适当减轻体重，补充雌孕激素，纠正高水平雄激素，促排卵等。

肥胖+月经紊乱：小心多囊卵巢综合征

多囊卵巢综合征患病率为育龄女性的6%～10%。以往的治疗多以手术和调经为主，但往往“治标不治本”，只有纠正内分泌异常，才能真正遏制病情的发展。

暑假期间，来就诊的女大学生和都市年轻女性明显增多，表面上大多是来看月经紊乱的，其实背后另有隐情。紧张的工作、学习和生活，使当代年轻女性身心承受着越来越大的压力。月经周期是上帝赐予女性的判断内分泌是否正常的特有的风向标，月经紊乱是许多疾病的最早症状，应引起充分的重视，尤其育龄女性更应警惕多囊卵巢综合征。

多囊卵巢综合征是年轻女性常见的内分泌疾病，临床上常见的症状主要是月经紊乱、肥胖、多毛及性征改变，且在不同时期以不同的首发症状出现。实验室检查可发现雄激素升高，常伴有高胰岛素血症，以及垂体激素分泌异常。肥胖女性更容易发生，而且患病后可使体重进一步增加，其临床症状的出现也不尽相同，有下列表现的女性要及时就诊：

月经不规则　因雄性激素分泌过多，故出现不正常排卵，造成月经稀少，或根本不排卵的闭经。

不孕或习惯性流产　月经不规则和雄激素增多，使患者很难怀孕并易于流产。

肥　胖　30%～60%的多囊卵巢综合征患者同时患有肥胖症，多由高胰岛素血症所致，且易罹患2型糖尿病。

痤疮及多毛　脸部及背部青春痘久治不愈，甚至面部、胸前、手臂及腿部多毛。

黑棘皮病　颈后及腋下皮肤色素沉着，伴表皮乳头瘤样改变和过度角化。

正常女性在月经初期的卵泡为10个左右，只有一个卵泡能在14天后形成成熟卵泡并排卵，其他的卵泡不是退化，便是暂不发育，等待下一个周期。多囊卵巢综合征患者的卵巢中有很多小而不成熟的卵泡，但无法发育成熟正常排卵，便在卵巢内机化和形成囊泡，影响卵巢的正常功能，导致持续性不排卵、不孕。

早期发现、早期治疗，可以及时处理和纠正代谢异常，恢复正常的生理功能。只有纠正内分泌异常，才能真正遏制病情的发展。目前，内分泌治疗多采用雄激素拮抗剂、胰岛素增敏剂等来改变激素水平的异常，减重、改变饮食习惯往往可得到理想的效果。

对于长期不排卵的患者，可采用人工周期的方法来恢复正常的月经周期，防止卵巢囊肿的形成，但上述治疗都需要在专科医生的指导下进行。

温馨提醒：关注月经是否正常

年轻女性和已有初潮女孩的父母，如果发现自己或孩子月经出现异常变化，如女孩初潮提前且周期不正常，停经（囊泡形成不排卵），久治不愈的痤疮，四肢毛发增多、性征改变（雄激素增多），颈后及腋下肤色变黑、粗糙（黑棘皮病）以及体重增加明显、食欲旺盛（高胰岛素血症）等，都要及时就诊。

你是否也有“杨贵妃的烦恼”

相传，唐朝以丰满肥胖为美，杨贵妃更是家喻户晓、流传千古的胖美人典范。据史书记载，杨贵妃并未留下任何子嗣。究其原因，虽不能否认与唐玄宗年龄偏大、精子数目及质量下降有关，但杨贵妃在 16 岁时成为寿王妃的 5 年期间也并未受孕，而寿王则有其他妃子为他生了 2 个儿子，故推测杨贵妃本身存在不孕的可能性很大！

用现代医学观点分析，杨贵妃很可能罹患了目前导致生育年龄妇女不孕的常见疾病——多囊卵巢综合征。这是一种复杂的内分泌及代谢异常疾病，主要会导致患者的月经不规律及排卵障碍，卵巢呈多囊表现，往往合并有多毛、肥胖、痤疮，甚至糖尿病的可能！

为什么推测杨贵妃患有多囊卵巢综合征呢？

⑴杨贵妃一直都是体态丰腴，虽然不知道准确的身高体重，但肯定存在体形偏胖，而肥胖是女性胰岛素抵抗、多毛、痤疮等代谢紊乱的温床。

⑵贵妃喜爱食用含糖量高的荔枝，历史上曾有“一骑红尘妃子笑，无人知是荔枝来”的典故。想必杨贵妃的生活也是养尊处优的，平时活动量少，这种生活方式正是进一步加重代谢紊乱的基石。

⑶作为一个在宫廷争斗下生活的女性，其压力必然也会很大，而压力则是导致激素及代谢紊乱的重要导火线。

⑷虽然无法准确知道杨贵妃的月经是否规律，卵巢是否存在多囊，但从她一直未孕的现象来看，存在排卵障碍的可能性很大。

时过境迁，纵然杨贵妃和她生活的那个年代已远离我们一千年，但随着生活方式发生的巨大变化，现代女性似乎很容易出现杨贵妃生活中那些导致多囊卵巢的危险因素，如体型偏胖，喜爱吃甜食，活动量小，压力大。若再合并有多毛、痤疮，以及月经周期不规律，甚至不孕或闭经时，建议及时去内分泌科就诊，经专业医生判断是否存在多囊卵巢综合征。期待经过积极的调整与专业的治疗，让你不必再有当年杨贵妃的烦恼，更健康地拥抱现代生活！

想要生“二宝”先调内分泌

随着国家二胎政策放开，“生”与“不生”就成了育龄妇女见面必谈论之话题，而为了有一个健康可爱的宝宝，实施“生育大计”之前的准备工作显得尤为重要，今天我们就来聊聊二胎时代需考虑的内分泌因素。

患者：准备生二胎原来还跟内分泌有关啊？

医生：是的，并且是密切相关。民间一直都有“内分泌失调”的说法，也就是说内分泌激素的正常与否反映机体全身的情况，与生殖系统更是息息相关。要想有个健康宝宝，当然得把身体调到最佳状态！

患者：内分泌不就是糖尿病吗？难不成得糖尿病也会影响生孩子？

医生：首先，糖尿病只是内分泌疾病一种，其他所有跟内分泌腺体分泌有关的病都属于内分泌疾病系统。其次，糖尿病真的会影响生育能力，也与胎儿的发育密切相关。为什么怀孕期间都要做糖尿病筛查，就是因为血糖过高会导致胎儿发育异常，甚至导致流产、早产、死胎等情况。

患者：那除了糖尿病外，还有哪些内分泌疾病会导致生育异常呢？

医生：除了糖尿病外，导致生育异常或胎儿发育异常的其他内分泌疾病常见的是甲状腺功能异常（甲亢或甲减）、肥胖、多囊卵巢综合征，还有高雄激素血症、高泌乳素血症、垂体肿瘤、库欣综合征等。

患者：那是不是只要女性检查就可以了，男性需要检查吗？

医生：除了女性外，男性也需要评估其内分泌功能。很多的内分泌疾病，如肥胖、糖尿病、甲状腺疾病、垂体及肾上腺疾病、男性性腺（睾丸）疾病以及外源性的服用某些药物，都会导致男性精子数目减少或活力下降。

患者：这么多内分泌疾病都跟生孩子相关啊，那怎么才能检查出来内分泌激素是否正常呢？

医生：内分泌激素初步筛查在内分泌科门诊检查即可，抽血检查项目可包括糖化血红蛋白、空腹及餐后血糖、甲状腺功能、垂体激素、性激素等。若这些检查项目都基本正常，可初步排除存在内分泌疾病。若检查项目存在异常，则可能需要住院进一步完善相关检查。当然，具体的检查项目内分泌科医师会根据每个就诊患者的具体情况进行适当的增减，所以最好是本人就诊而不是家属代诊。

患者：为什么怀一胎时，不知道要做这么多检查呢？

医生：其实，内分泌疾病与繁衍后代能力之间的关系一直都存在，只不过随着年龄增加某些疾病的发生概率亦明显增加，胎儿异常的风险亦相应增加。因此，借着二胎时代的大背景，宣传下相关的内分泌疾病知识，希望大家在了解这些知识后能更好地备孕，生一个健健康康的宝贝！

更年期，你真的了解吗

更年期是女性必须经历的一个生理过程，常常会给女性带来很多烦恼。因此，认识更年期，管理好更年期至关重要。

首先需要了解更年期有哪些症状。最常见的症状包括烦躁、潮热，这也是大家最为熟悉的表现。其实更年期症状远不止这些。下面一一列举：

心悸、胸闷　症状常表现非常严重，患者表情夸张，常

常急诊入院，心电图等相关检查又基本正常。症状反复发作，让患者感觉非常痛苦、恐慌。

尿路感染　表现为反反复复，迁延不愈，而抗菌药物治疗效果又不佳。其实为尿道上皮缺乏雌激素保护的后果。

外阴症状　可表现为瘙痒、烧灼感、干涩等，妇科检查多正常。因患者往往羞于就医而长期备受煎熬。

腰酸背痛　患者往往自认为是“肾”不好，反复去检查小便。其实是更年期骨质疏松的表现，甚至部分患者发生了骨折才来就医。

关节僵硬、肿胀　多表现在手指关节，僵硬、轻微肿胀、活动不如往常灵活，常被诊断为“风湿”。实际为更年期骨关节和肌肉的表现。

血压波动　既往没有高血压病史，血压却突然升高。或原来高血压控制平稳，最近却血压波动较大，难以控制。

体重变化　多表现为体重增加，也可表现为明显消瘦。

精神疾病　多数更年期女性会有情绪不稳定，乱发脾气等表现。在特定条件下严重者会出现精神疾患，如抑郁症。

随着激素的改变，更年期将带来全身的变化，除上述症状外，皮肤、血糖、血脂等也会发生相应改变。因此，正确认识更年期，尽早干预，就可避免不必要的恐慌和反复就诊，提高生活质量。

男性也有更年期

调查显示，我国近四成的中老年男性存在不同程度的雄激素缺乏，40 岁以上男性已成为男性更年期的高发人群。但由于其进展缓慢、症状不典型，故极易被忽视，不像女性更年期被大众所熟知。大量的流行病学研究结果已证实，男性更年期患者更容易发生肥胖、高血压、血脂异常、糖尿病等常见疾病。

如何才能判断是否存在男性更年期呢？这里有一个中老年男性雄激素缺乏（ADAM）自测表，自测时只需根据自身状况回答是与否，就能清楚地了解自身是否缺乏雄激素。

中老年男性雄激素缺乏（ADAM）自测表

⑴是否有性欲减退？

⑵是否有体能下降？

⑶是否有体力和（或）耐力下降？

⑷是否有身高降低？

⑸是否有生活乐趣降低？

⑹是否有忧伤和（或）脾气不好？

⑺是否有勃起不坚？

⑻体育运动能力是否有下降？

⑼餐后是否爱打瞌睡？

⑽最近的工作表现是否有不佳？

评估标准：对每个问题回答“是”或“否”。如果1、7或任何3个其他问题回答“是”，即可定为阳性答卷。

（注：ADAM自测表的敏感度为88%，特异度为60%）

如果中老年人做以上问卷结果是阳性，则需要找内分泌专业医师作进一步评估和治疗，以判断是否需要进行雄激素替代治疗。

保持健康的生活方式是防治一切疾病的基石，对于男性更年期更是如此。应避免熬夜、吸烟或过度饮酒，健康饮食，多参加运动锻炼，加强体质，保持精神愉快，心情舒畅是内分泌调节的一剂良药。

你有几个性别

说起性别，大家似乎既熟悉又陌生！说熟悉一点也不奇怪，一出生我们每个人就被贴上了男宝宝、女宝宝的标签，在填写各种表格的性别一栏中，人们会毫不犹豫地写上自己的性别。可是为什么说陌生呢？因为你并不知道，其实每个人都有好几个层面的性别。

社会性别　它是指社会上大家认可你的性别。人家一说某某某，就会头脑里反应出来：哦，就是那个女（男）的呀！你若是选择去女（男）洗手间，周围的人也不会觉得奇怪，那这个性别就是你的社会性别啦！

表型性别　就是你的身体所呈现出来的样子得符合女性或男性特征。比如，女性就应该出现乳房发育、声音尖细、皮肤细腻等特征；男性就应该有喉结、声音粗、有胡须、肌肉发达等特征。如果看到一个不太符合男性或女性特征的人，你心中就会有疑问：他到底是男的还是女的呢？

性腺性别　是指你体内到底是有男性的睾丸呢？还是有女性的卵巢呢？如果是女性的话，她体内应该有卵巢、子宫、输卵管这些器官，这样才会有月经来潮及孕育生命的能力；男性体内应该有睾丸、前列腺、精囊、附睾等结构，以满足提供精子的需求。

染色体性别　这是决定你上述三种性别的关键性因素，而这一因素则是早在受精卵的时候就已经决定的！简单来说，男性的染色体应该是46XY，女性的染色体是46XX。如果想知道你的染色体性别，需要去医院专科做检查才知道。但对绝大部分人来说并不需要，因为以上四个性别都是一致的。

心理性别　最后是心理性别，就是个人对自己性别的认同感。别人认为你是男（女）性，你自己的身体外在和内在也都呈现出来这个相同的性别还不够，还得你自己心理认同自己的这个性别才行。

希望大家对自己的身体和性别有更多的认识，以便及时发现其中的问题（因为很多罕见的内分泌疾病都会导致这些性别不一致），不要因为羞于面对，造成自己生理和心理的负担！

第六章　其他内分泌相关疾病

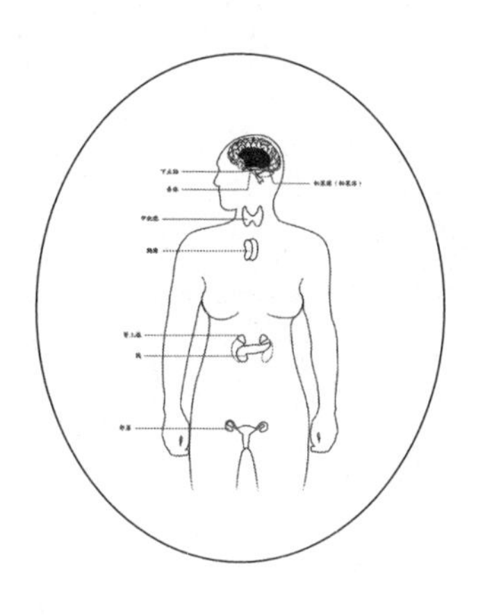

“四问”血脂异常

血脂异常被认为是引起心血管疾病的重要危险因素之一，随着其全球患病率的日益增加，已成为世界范围内的公共卫生问题。据调查，患者对于血脂异常的认识水平仍然较低。

什么是血脂异常

通常意义上，血脂就是血浆中所有脂蛋白中含有的甘油三酯、胆固醇的总和，包括低密度脂蛋白胆固醇和高密度脂蛋白胆固醇。所谓血脂异常，即通常所说的血脂紊乱、高血脂、高脂血症，是指血浆中胆固醇和/或甘油三酯水平升高，实际上是血浆中某一类或某几类脂蛋白水平升高的表现。此外，血浆中高密度脂蛋白胆固醇降低也是一种血脂代谢紊乱。

血脂异常有哪些危害

众所周知，动脉粥样硬化是心血管疾病发生的病理基础，脂质代谢障碍为动脉粥样硬化的病变基础，血脂异常已被世界医学界公认为是导致动脉粥样硬化和各种心脑血管疾病的“罪魁祸首”，大大增加了心脑血管疾病的发生率和病死率。

大量研究数据显示，血脂异常是脑卒中、冠心病、心肌梗死等的危险因素，是加重高血压、糖尿病等的重要原因，同时还可导致脂肪肝、肝硬化、胰腺炎、失明、周围血管疾病等。可见，血脂异常对人体危害非常大，我们必须高度重视其危害性，积极地进行生活方式干预，必要时在医师的指导下进行药物治疗。

血脂异常有什么表现

大多数血脂异常的患者没有任何症状，通常在常规体检时才发现。也有一些患者会有黄色瘤（脂质在真皮内沉积）；早发性角膜弓，又称老年环，多见于40岁以下，以家族性高胆固醇血症为多见；血脂异常眼底改变，是由于富含甘油三酯的大颗粒脂蛋白沉积在眼底小动脉上引起光散射所致。高胆固醇血症严重时还可出现游走性关节炎，而重度高甘油三酯血症的危害主要是诱发急性出血性胰腺炎。

血脂异常该如何治疗

生活方式干预　是首要的基本治疗措施，包括饮食控制和规律运动。增加脂肪酸较低而蛋白质较高的动物性食物，如鱼、禽、瘦肉等，减少食物中胆固醇和饱和脂肪酸，如动物内脏、肥肉、蛋黄、油炸食品、奶油蛋糕等的摄入，保证每天摄入新鲜蔬菜和水果，减少精米、面、糖果、含糖饮料等的摄入，补充植物固醇和可溶性纤维。增加有规律的体力活动，控制体重，防止超重或肥胖，同时采取控制其他心血管危险因素的措施，如戒烟、限盐、降压等。

规范的药物治疗　根据血脂异常的类型及其治疗所需达到的目标，在医师的指导下选择合适的药物。目前在临床上最常用的药物是他汀类和贝特类调脂药。常用的他汀类药物有阿托伐他汀、瑞舒伐他汀、辛伐他汀等，主要降低总胆固醇和低密度脂蛋白胆固醇。常用的贝特类药物有非诺贝特、吉非贝齐、苯扎贝特等，主要降低甘油三酯为主。调脂药物有一定的不良反应，如肝功能损害、横纹肌溶解症等，所以在服用药物的同时必须定期监测药物疗效和不良反应。

继发性血脂异常的治疗需积极控制原发病，如糖尿病、甲状腺功能减退等，减少或尽可能停用可引起血脂升高的药物。

“内分泌高血压”是怎么回事

高血压病大家并不陌生，已经成为内科的常见疾病，似乎很多不同科室的门诊都可以诊治高血压，最常见的就是就诊于心血管科、老年科或者高血压专科，但是却很少有人知道（甚至部分医生都不知道）高血压病也可以就诊于内分泌科。

有人会奇怪，为什么高血压病要去看内分泌科呢？内分泌科不是看糖尿病的吗，跟高血压有什么关系？

这就得从高血压病因说起。一般认为，与年龄、肥胖、高盐饮食、压力等生活方式有关，但是却找不到具体的病因，这叫原发性高血压，也是最常见的一种。可是还有一类叫继发性高血压，就是说血压高是某种疾病引起的（比如说醛固酮增多症、嗜铬细胞瘤、库欣综合征等），这种情况下，单纯的降压治疗并不能解决根本问题。

在高血压人群中，继发性高血压占5%～10%。内分泌系统激素的改变都会导致继发性高血压，如糖皮质激素、盐皮质激素、生长激素、儿茶酚胺类激素的异常分泌或作用。因此，当需要明确有无这些原因所致的高血压时，则一定要就诊于内分泌科完善检查后予以排除。

很多人认为，得了高血压管它什么原因，吃降压药不就行了吗？这个想法真的对吗？事实证明，继发性高血压往往吃三种甚至三种以上降压药都不会有效果，并且其罹患心血管疾病、脑卒中、脑出血、肾功能不全的危险性更高。更重要的是，继发性高血压常伴有体内其他系统的异常，若置之不理，则会耽误真正的病因治疗，酿成大祸！

说了这么多，大家一定很想知道：什么情况下需要考虑到自己是不是继发性高血压呢？需要警惕继发性高血压的“信号”有以下这些：

⑴患高血压病时的年龄小于 40 岁。

⑵三种或三种以上降压药联合治疗后，血压仍偏高。

⑶阵发性血压升高，常可高达 180/110 毫米汞柱。

⑷血压高时伴有恶心、呕吐、心慌、出汗、消瘦等全身症状。

⑸常出现非药物性低血钾。

⑹曾血压控制良好，但近期明显控制不佳。

如果有以上因素之一，就需要排除继发性高血压了。

任何疾病都需要找到根本的病因才能有好的疗效，希望大家能重视内分泌性高血压，找到这类常见疾病背后真正的元凶，减少其所带来的危害！

高尿酸血症与痛风

什么是痛风

痛风是由单钠尿酸盐（MSU）沉积所致的晶体相关性关节病，主要包括痛风性关节炎、痛风石形成、尿酸性尿路结石，严重者可出现关节残疾和肾功能不全。痛风与嘌呤代谢紊乱和（或）尿酸排泄减少所致的高尿酸血症直接相关，高尿酸血症是痛风最重要的基础。

痛风多见于中年男性，尤其是肥胖者，早期仅表现为高尿酸血症，患者多无症状，往往在体检时才发现。

长期尿酸升高可导致关节炎，表现为关节及周围组织红、肿、热、痛和功能受限，可伴有发热。反复发作的痛风石性关节炎可引起关节骨质破坏、畸形及功能障碍。

痛风的诊断标准

除了关节的相关检查（X 线、超声）外，主要是测定血尿酸水平，当男性血尿酸值超过 7 毫克 / 分升（420 微摩 / 升），女性超过 6 毫克 / 分升（360 微摩 / 升）时可诊断为高尿酸血症。

原发性痛风因缺乏病因治疗，往往不能根治。那为什么还要治疗痛风呢？

⑴迅速控制急性发作。

⑵预防复发。

⑶纠正高尿酸血症，预防尿酸盐沉积造成的关节破坏及肾脏损害。

⑷对毁损关节进行矫形手术，提高生活质量。

如何预防和治疗痛风

痛风的预防尤为重要。调整生活方式有助于预防和治疗痛风。痛风患者应遵循下述原则：

⑴限酒。

⑵减少摄入高嘌呤食物。

⑶防止剧烈运动或突然受凉。

⑷减少摄入富含果糖的饮料。

⑸大量饮水（每天 2000 毫升以上）。

⑹控制体重。

⑺增加摄入新鲜蔬菜。

⑻规律饮食和作息。

⑼规律运动。

⑽戒烟。

长假与熬夜，你的生物钟乱了吗

每次长假来临，很多学生、上班族都会兴奋地通宵追剧、打游戏，第二天白天又呼呼大睡。可是这么昼夜颠倒的折腾几天，等到长假过了，就开始觉得全身不舒服，怎么都提不起精神来。那么，昼夜节律到底有多重要？

从人体最重要的血压、心率、体温等生命体征，到脸上长了一颗痘痘，多掉了几根头发，生物节律无处不在地参与机体复杂生物学的许多方面。

昼夜节律与人体的多个系统息息相关，昼夜节律一旦被打乱，更容易出现肥胖、高血压、高血糖、血脂异常等代谢性疾病。机体是个十分复杂且精密的仪器，可能短期的节律紊乱并不会即刻出现问题，但是长时间下去必然会出现不可逆的损害，付出相应的代价。

在内分泌系统中，体内褪黑素、皮质激素、甲状腺激素、性激素等都受到昼夜节律的调控，并同时调控着昼夜节律，直接影响到机体的食欲、基础代谢、性欲、精神状态等。

说到褪黑素，这似乎是一个并不为大众所熟知的激素，但是以褪黑素为主要成分的保健品“脑白金”可谓是家喻户晓。褪黑素是由脑内松果体分泌的重要激素，它的分泌受光照周期的调控，褪黑素只有在完全黑暗、视网膜感受不到光照的时候才会分泌。那么，晚上睡觉不关灯、睡前玩手机、晚上熬夜白天睡觉等，这些行为都会影响褪黑素的正常分泌，褪黑素的受体遍布全身各个器官，它不仅可以调节人的睡眠周期，同时也参与糖、脂、能量代谢和食欲调控等，褪黑素缺乏会导致肥胖、糖脂代谢紊乱、免疫异常、抗氧化能力下降等。

值得注意的是，人们闭着眼睛也是能感受到光，眼睑的遮光效果并不理想。因此如果现实条件所限无法保证夜间睡眠，例如需要上夜班的工作，在白天补觉的时候卧室最好尽量避光。

规律的睡眠、饮食、作息十分重要，假日期间也要尽可能保持原有的节律，出国旅行的人要尽快调整时差。

得了脑垂体瘤会越长越丑吗

有句话是这样讲的，“荷尔蒙决定一见钟情，多巴胺决定天长地久，肾上腺决定出不出手，自尊心决定谁先开口。最后，寿命和现实决定谁先离开谁先走。”

人生大事都有激素掌控，而控制人体各类激素分泌的总开关就是垂体。垂体掌控甲状腺激素、肾上腺激素、性激素、泌乳素等身体多种激素的源头。垂体出问题，那人生大事就麻烦了。

听到垂体瘤，大家首先问是不是癌症？其实，90% 的垂体瘤都是良性肿瘤，少数为垂体增生，只有极少数为恶性肿瘤。然而，垂体良性肿瘤也并不是就太平无事了，虽然肿瘤不是恶性，可是它所引起的激素异常分泌以及对周围组织的压迫仍然会对人体造成一定困扰。垂体瘤又是一个非常狡猾的隐形杀手，因为发病初期并没有明显的症状，容易导致治疗延误而造成严重后果。那么有哪些线索提示是生了垂体瘤呢？

容貌越长越丑　垂体生长激素瘤如果发生在成年人，会导致肢端肥大，表现为手脚、头颅、胸廓及肢体进行性增大，手足掌肥厚，手指增粗，远端呈球形，前额隆起，眼眶、颧骨以及下颌明显突出，牙缝增宽，口唇变厚，鼻梁宽而扁平，

耳廓变大等。如果发生在少年儿童（多在15岁以前）则会导致巨人症，患者不仅有上述肢端肥大症的表现，还表现出生长迅速。因此，患有分泌生长激素的垂体瘤患者，经常描述自己是越长越丑，越长越粗暴，哪儿都又大又凸。

体型越来越胖　垂体促肾上腺皮质激素瘤的患者往往表现为向心性肥胖，即脸部及躯干部位胖，但四肢包括臀部不胖。满月脸、水牛背、悬垂腹和锁骨上窝脂肪垫是库欣综合征的特征性临床表现。除了越来越胖的外观表现，患者常常还会出现糖尿病、高血压、低血钾、骨质疏松、生长发育障碍、女性月经紊乱、男性阳痿等诸多健康问题。

“大姨妈”越来越不准时，性生活越来越“不行”　垂体泌乳素瘤发生在青春期前女性，表现为青春期延迟、生长发育迟缓及原发性闭经。若发生在青春期后女性，表现为经期缩短、经量稀少或过多、月经延迟、性欲减退或缺如、性感丧失、性高潮缺如、性交痛、流产、不孕、非哺乳期乳汁分泌等。垂体泌乳素瘤在男性患者中较为少见，主要临床表现为完全性或部分性性功能减退，如性欲减退、阳痿、男性乳腺发育、男性不育症、精子数目减少等。

视力越来越差　垂体瘤压迫视交叉会造成视野缺损，患者早期表现为双眼外上视野缺损，逐步扩大，最终失明。

经常感到头痛　垂体瘤生长造成脑膜受牵拉而产生头痛。早期患者表现为持续钝痛，可呈胀痛伴阵发性加剧。突然严重头痛伴恶心、呕吐及意识障碍可能是由于肿瘤出血梗死，需立即送至医院抢救。

脑垂体瘤患者许多会出现内分泌症状，导致身体内环境失衡，严重影响健康和生活质量。随着肿瘤的增大，脑垂体瘤压迫会导致头痛、视力下降和失明，如果不及时治疗，甚至会导致患者死亡。脑垂体瘤的早期诊断和早期治疗尤为重要。

目前，除了泌乳素瘤，垂体瘤的首选治疗方法均为外科手术治疗，对于术后肿瘤未能完全切除者可辅以放疗及药物治疗，伴垂体功能低下者需要激素替代治疗。

糖尿病

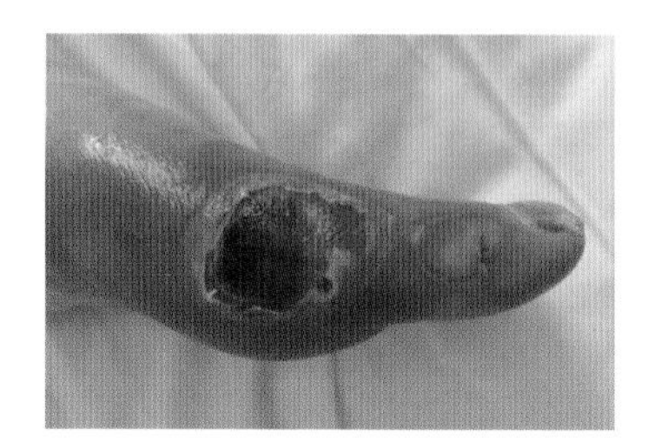

糖尿病足 -1

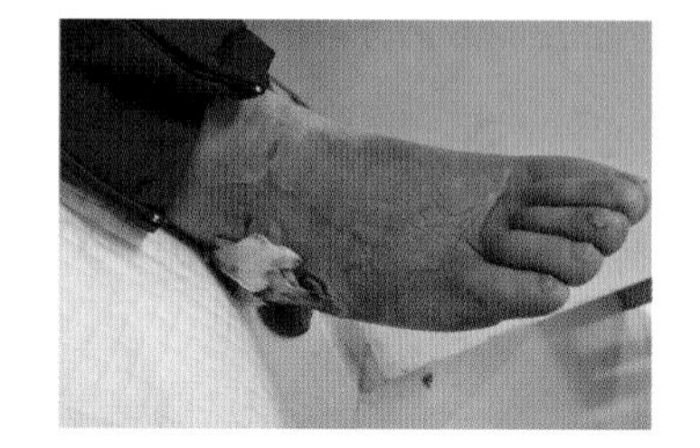

糖尿病足 -2

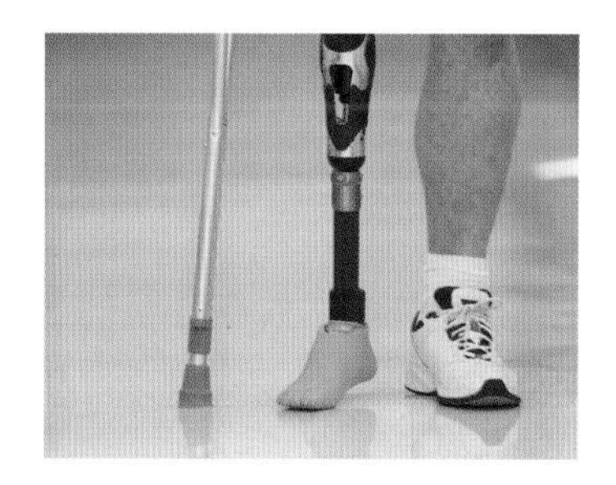

糖尿病足截肢

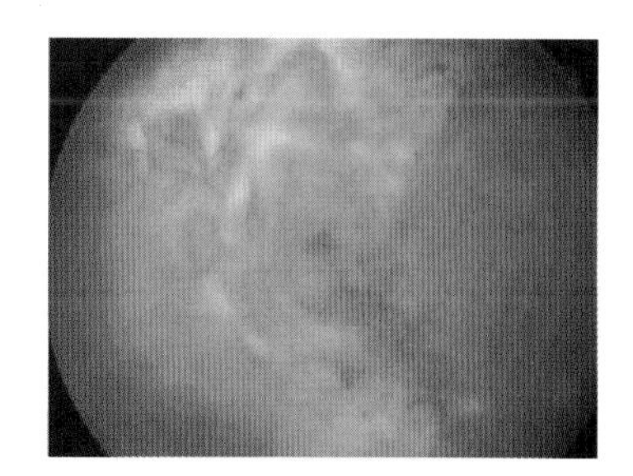

糖尿病眼底病变

甲　亢

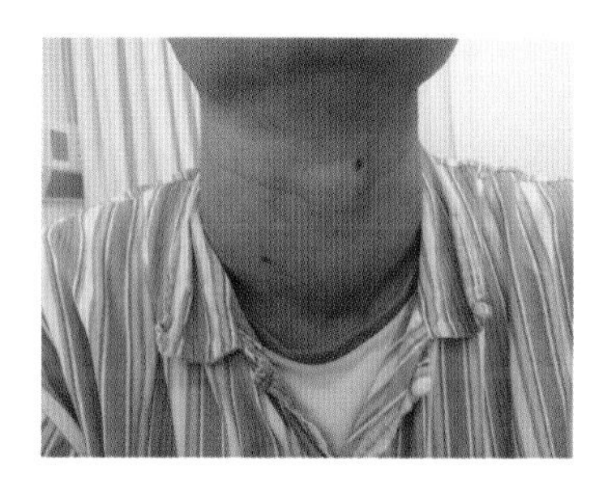

甲亢伴甲状腺肿大

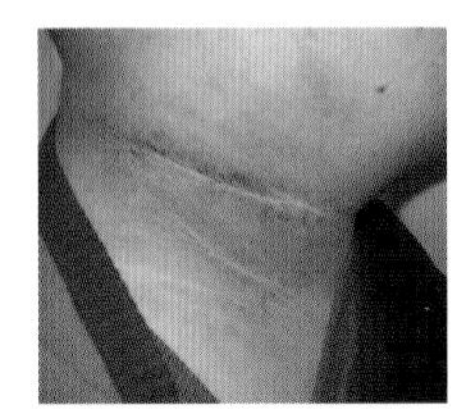

颈部黑棘皮样改变

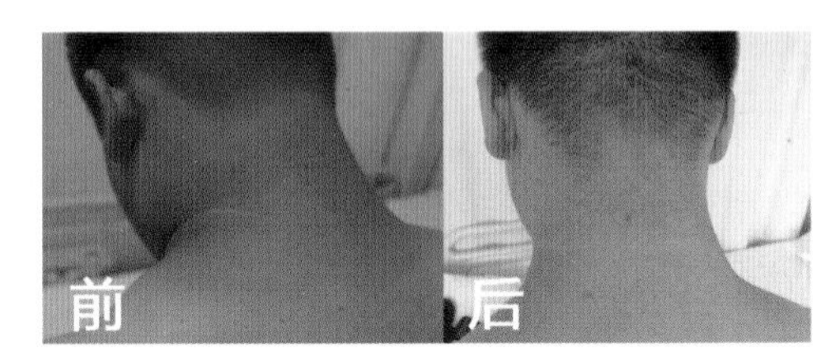

代谢性手术对颈部黑棘皮的改善

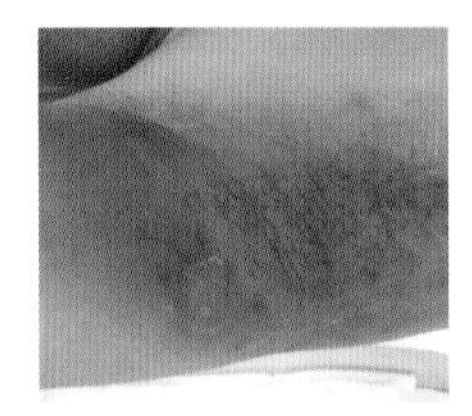

腋窝黑棘皮样改变

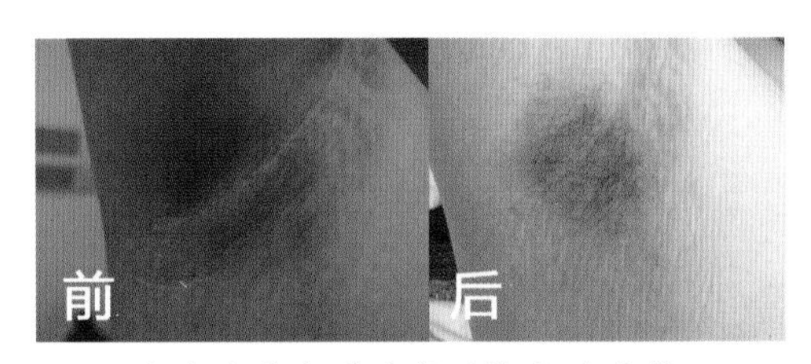

代谢性手术对腋窝黑棘皮的改善

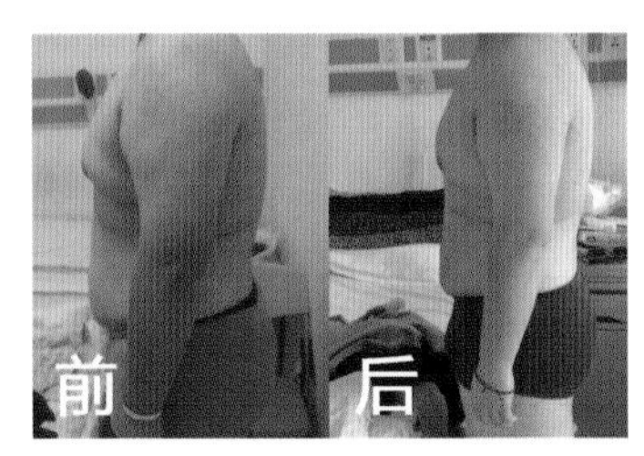

代谢性手术前后 -1

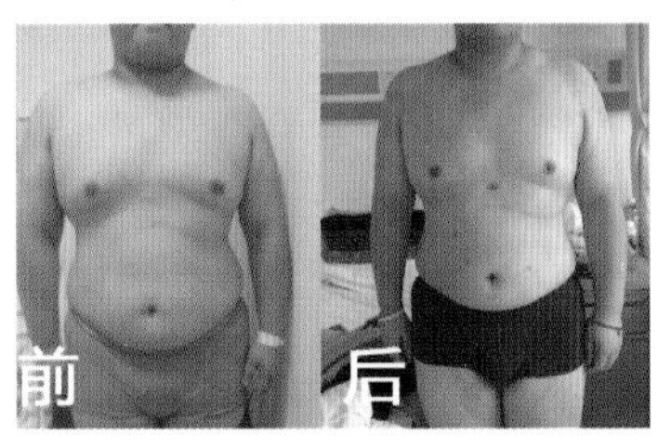

代谢性手术前后 -2

第七章　附　录

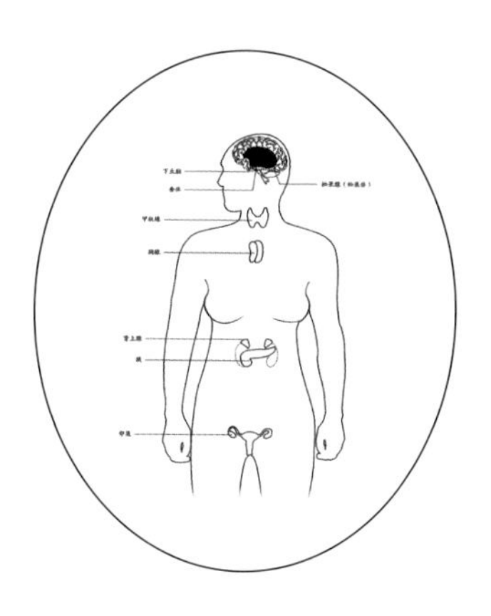

同济大学附属第十人民医院
内分泌与代谢病科

同济大学附属第十人民医院内分泌与代谢病科成立于1958年，为上海市最早成立的内分泌科之一。经过半个多世纪的发展，内分泌科目前已形成肥胖及代谢减重、糖尿病并发症、骨质疏松和女性生殖内分泌四个亚学科，并牵头成立了国家标准化代谢性疾病管理中心和上海市甲状腺疾病研究中心，已成为全方位、现代化的内分泌代谢疾病诊疗中心。

学科目前为同济大学、南京医科大学、安徽医科大学、苏州大学研究生招生单位，上海市住院医师和内分泌专科医师培训基地，全国百家骨质疏松诊疗基地，国家级继续医学教育培训基地和卫生部新药临床中心，服务患者的数量和质量位居上海市三甲医院前列，2016年在《中国学科科技影响力》排行榜上位居第20名。

科室拥有上海市领军人才、浦江人才、启明星、扬帆人才多名，获上海市优秀共青团号、同济大学优秀带教科室、优秀先进集体等多项荣誉称号，已发表论著十余部，SCI文章上百篇，获各项奖励共6项，获国家自然科学基金19项，已培养研究生40余名。

国家标准化代谢性疾病管理中心（十院）

代谢性疾病(肥胖、脂肪肝、糖尿病、脂代谢异常、高尿酸、骨质疏松）与内分泌紊乱（内分泌高血压、月经失调、不孕不育、性功能异常）已成为危害公众健康的流行性疾病，单纯的常规体检无法提前发现诸如高胰岛素血症、糖代谢异常、激素缺乏等前期疾病。因此，定期的代谢指标及内分泌功能检测是保证生活品质与健康的首选。

理念领先的国家标准化代谢性疾病管理中心（简称 MMC）（十院）为内外科整合管理，是集代谢性体检、生活方式干预、药物中西医治疗与外科代谢性手术为一体的现代化研究治疗中心。本中心共设有 6 个分中心，分别是肥胖脂肪肝及代谢紊乱联合治疗中心、骨代谢性疾病中心、性腺内分泌中心、能量整合代谢中心、内分泌高血压及糖尿病慢性并发症管理中心和内分泌代谢检测中心。

中心配备脂肪肝定量检测、骨密度快速检测、脂肪分布测定、神经血管病变检测、神经传导速度测定、眼底照相等代谢检测先进设备，进行全面准确的身体代谢评估，并由经验丰富的专科医生解惑答疑，提供专业服务。中心整合多学科的优势，旨在预防及治疗肥胖、脂肪肝、骨质疏松、月经不调、性腺内分泌、内分泌高血压、糖尿病等代谢性疾病，做到早发现、早预防、早诊断、早治疗，提供一体化服务，减少医疗负担，提升就医体验。

学科带头人

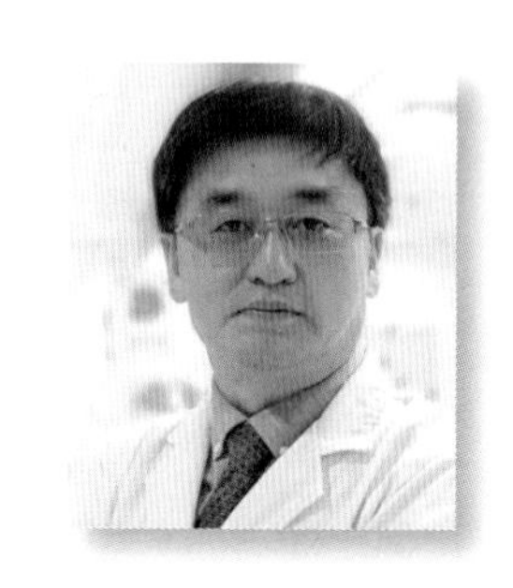

曲　伸

教授，博士生导师，医学博士，上海市领军人才，医学领军人才。现任十院国家标准化代谢性疾病管理中心主任、上海市甲状腺疾病研究中心执行主任、中华医学会内分泌学会全国委员、上海市内分泌学会副主任委员及肥胖学组组长，上海市《名医名院录》专家、《中华内分泌代谢杂志》《国际内分泌代谢杂志》编委。擅长肥胖及代谢综合征（黑棘皮病、非酒精性脂肪肝）、甲状腺疾病（甲状腺结节鉴别及甲亢、甲状腺癌基因分子生物学诊断）等内分泌疾病的诊治。

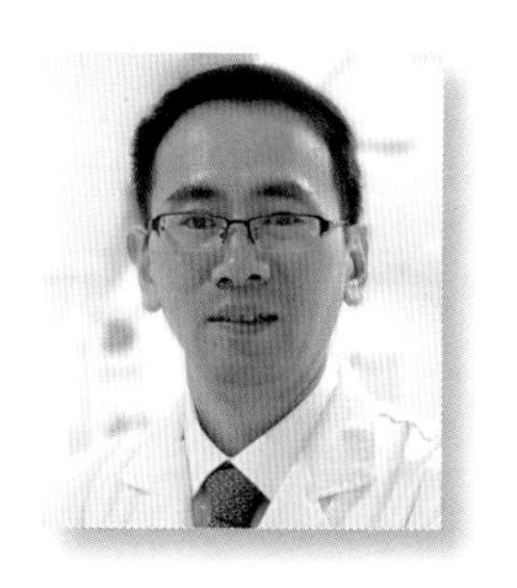

盛　辉

副教授，博士研究生导师，医学博士，上海市浦江人才，上海市白玉兰科技人才。现任内分泌科行政副主任、中华医学会骨质疏松与骨矿盐疾病分会全国青年委员、上海市骨质疏松专科委员会委员、上海市医学会内分泌分会青年委员会副主任委员。擅长骨质疏松症、钙磷代谢紊乱、糖尿病及甲状腺疾病的诊治。

李　虹

主任医师，研究生导师，医学博士。现任上海市糖尿病分会委员。曾获上海市科技启明星、上海卫生系统银蛇奖提名奖、上海市优秀教师等荣誉。从事内分泌临床工作十余年，擅长糖尿病、甲状腺疾病、性腺内分泌等疾病的诊治。

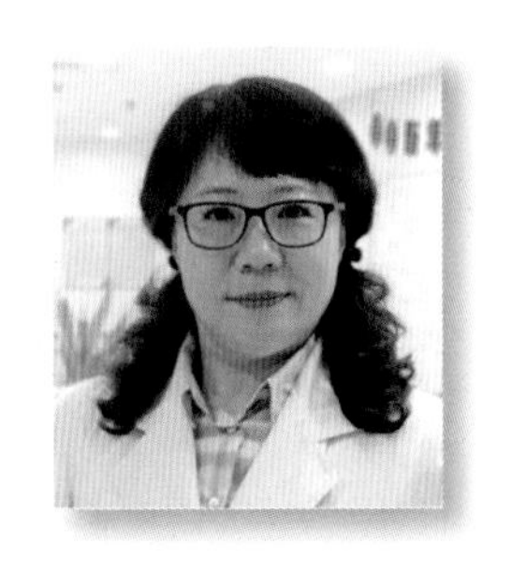

王吉影

主任医师。长期从事内分泌临床、科研和教学工作，积累了丰富的临床经验，在糖尿病及慢性并发症和内分泌疑难杂症诊治方面有独到的见解。擅长糖尿病及慢性并发症、内分泌高血压及性腺内分泌疑难杂症、甲状腺疾病等的诊治。

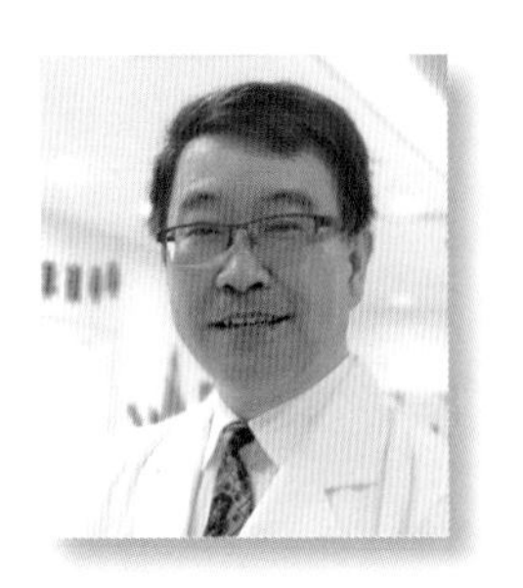

韩玉麒

副主任医师。现任上海市中医药学会糖尿病专业委员会委员、上海市中西医结合学会内分泌代谢病专业委员会委员。从事内分泌临床工作近30年，对内分泌重危疾病的抢救具有丰富经验。擅长糖尿病神经病变及内分泌疑难疾病的诊治。

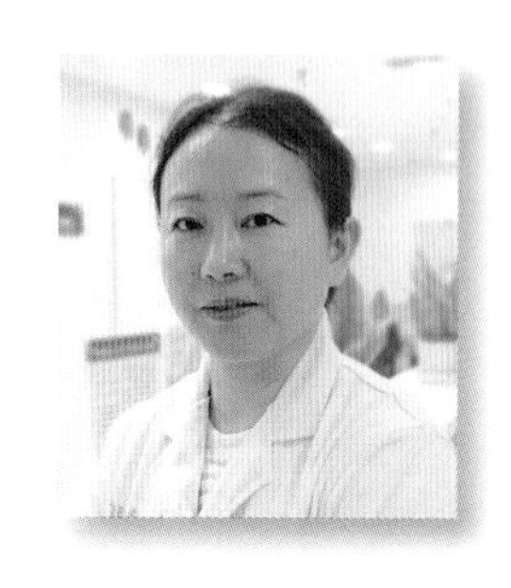

程晓芸

副主任医师，医学博士，美国匹兹堡大学访问学者。现任十院国家标准化代谢性疾病管理中心副主任、上海市糖尿病分会青年委员、上海市医学会糖尿病分会糖尿病教育与管理学组成员和代谢综合征学组成员。擅长糖尿病、肥胖及甲状腺疾病的诊治。

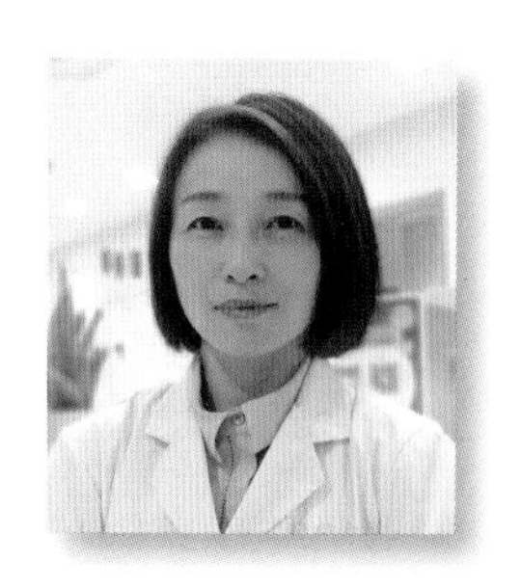

盛春君

副主任医师，医学博士。现任上海市医学会糖尿病分会青年委员、上海市糖尿病康复学会委员、上海市医学会内分泌分会甲状腺学组委员、上海市医学会糖尿病分会血糖监测学组委员。在疑难甲状腺疾病及糖尿病的诊疗中具有丰富的临床经验。

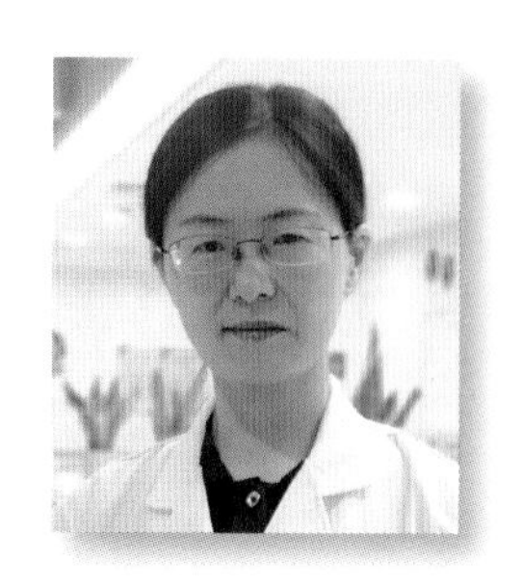

杨　篷

副主任医师，医学硕士。从事临床教学及科研工作20余年，对内分泌代谢疾病及年轻糖尿病的诊治具有丰富的临床经验。擅长糖尿病及急慢性并发症的诊治、年轻及复杂糖尿病分子生物学诊断、甲状腺疾病的诊治。

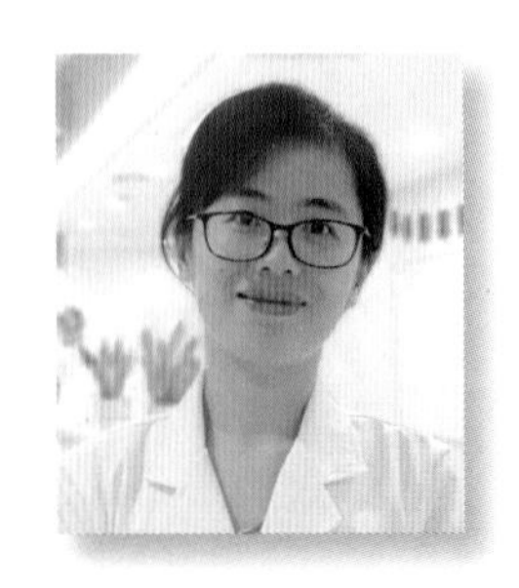

卜 乐

副主任医师，硕士研究生导师，医学博士，上海市扬帆计划人才，美国乔治亚大学博士后。现任上海市医学会中西医结合内分泌学会青年委员、上海市医学会内分泌分会垂体学组委员。擅长肥胖脂肪肝及代谢紊乱的诊治。

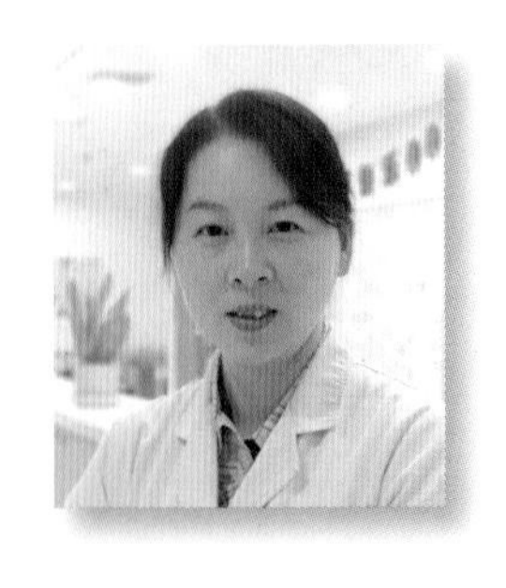

钱春花

主治医师，医学博士。从事临床工作十余年，对内分泌代谢疾病及复杂甲状腺疾病的诊治具有丰富的临床经验，擅长甲状腺疾病、糖尿病、肥胖症的研究与临床诊疗。

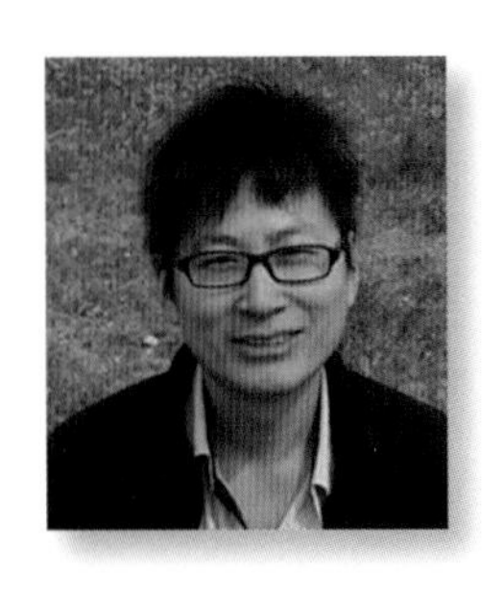

李 峰

主治医师，医学博士。美国加州大学洛杉矶分校访问研究员，美国匹兹堡大学博士后。主要从事胃肠胰岛轴的交互调控在肥胖发生中作用机制的研究。研究结果发表于*Nature Communication*、*International journal of obesity*等杂志。擅长糖尿病、肥胖及相关并发症的诊治。

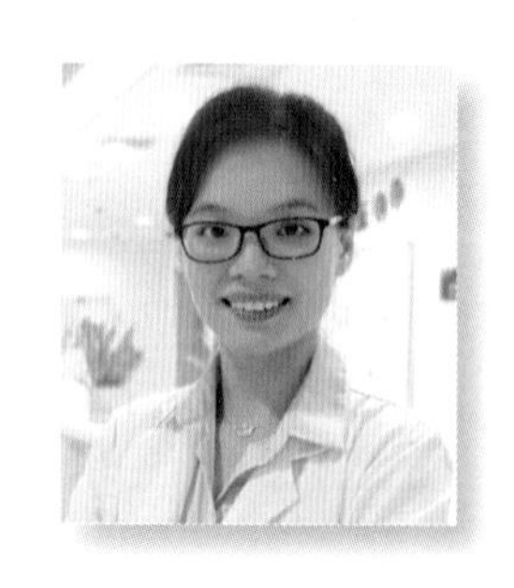

张曼娜

主治医师，硕士研究生导师，医学博士，上海市扬帆计划人才。现任中国医师学会青春期医学专业委员会内分泌学组委员、上海市性腺委员会青年委员。擅长年轻糖尿病、特殊类型糖尿病、下丘脑－垂体－性腺疾病等少见内分泌疾病的诊治。

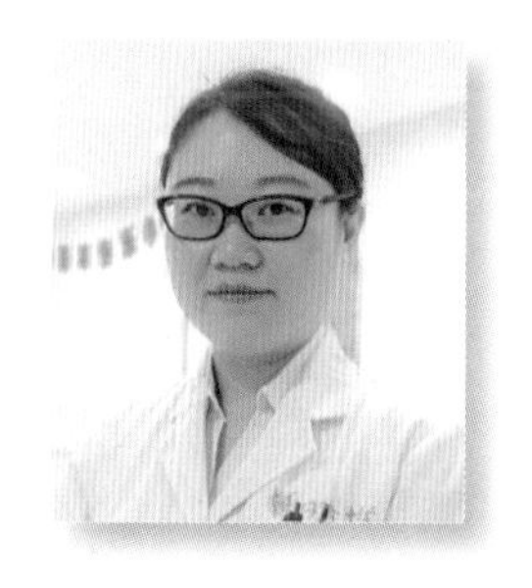

崔　冉

医师，医学博士，同济大学与美国University of Georgia大学联合培养博士。获“上海市优秀住院医师”称号。擅长骨质疏松症、代谢性骨病及非酒精性脂肪肝的诊治。

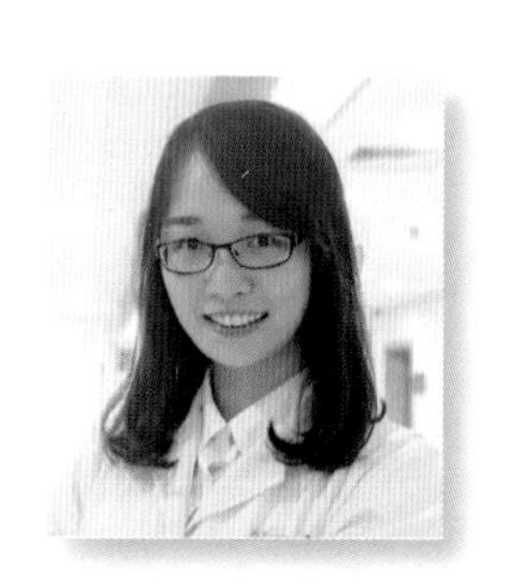

林紫薇

医学博士。“十院内分泌与代谢病科”微信公众号管理员，编辑制作内分泌相关科普文章、科普视频百余项。主持2项课题，发表论文十余篇，参编学术专著1部。多次在国际、国内内分泌领域的学术会议上进行报告交流。

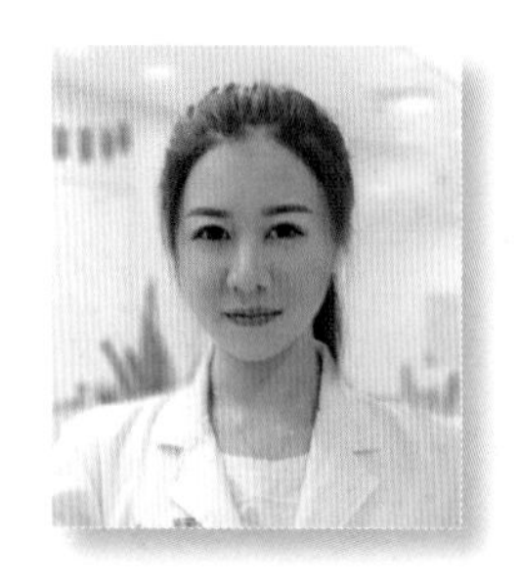

孙　航

医学博士。2007～2016年于同济大学本硕博连读并获得医学博士学位，曾于德国Philipps Marburg医院临床实习。目前已在权威杂志发表SCI论文十余篇，其中第一作者6篇。擅长肥胖、脂肪肝及黑棘皮病的诊治。

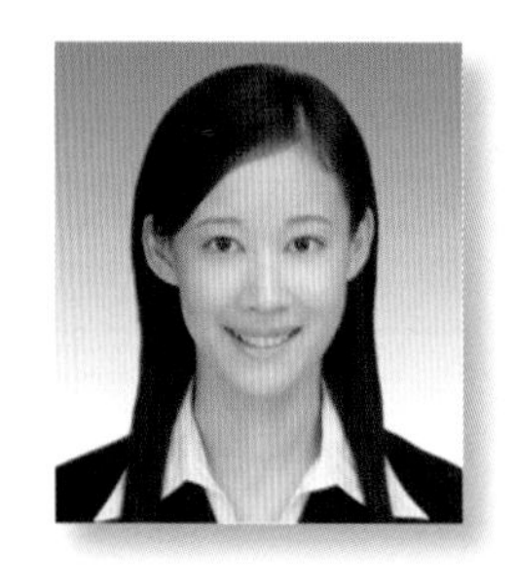

王　璐

护师、护士长，同济大学研究生在读。发表《护理流程改造在内分泌科中的应用》（《齐鲁护理杂志》）、《个案管理模式在糖尿病患者护理中的应用现状》（《护士进修杂志》）、《上海市二三级综合医院糖尿病个案管理护理服务现况调查》（《护理学杂志》）等论文多篇。